D1617314

SHAD RAS ĀHĀR

Los seis sabores incluidos en la alimentación diaria
para nutrir todos los elementos

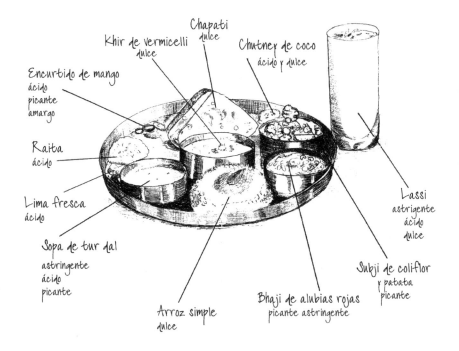

Chapati
dulce

Khir de vermicelli
dulce

Chutney de coco
ácido y dulce

Encurtido de mango
ácido
picante
amargo

Raita
ácido

Lima fresca
ácido

Sopa de tur dal
astringente
ácido
picante

Lassi
astrigente
ácido
dulce

Subji de coliflor
y patata
picante

Arroz simple
dulce

Bhaji de alubias rojas
picante astringente

COCINA AYURVEDA
PARA LA AUTOCURACIÓN

Oración tradicional
para bendecir la mesa

अन्नं ब्रह्म रसो विष्णुः
पक्तोदेवो महेश्वरः ।
एवं ज्ञात्वा तु यो भुन्क्ते
अन्न दोषो न लिप्यते ॥

Annam Brahmā Raso Vishnu,
Pakto Devo Maheśarh
Eva, Jñātā Tu Yo Bhunkte,
Anna Dosho Na Lipyate

La energía creativa de la comida es Brahma,
la energía nutritiva del cuerpo es Vishnu,
la transformación de los alimentos en pura conciencia es Shiva.
Sabiendo esto, no absorberás ninguna impureza de los
alimentos que ingieras.

COCINA AYURVEDA PARA LA AUTOCURACIÓN

*Principios ayurvédicos, recetas y guía de
alimentos curativos para vata, pitta y kapha*

USHA LAD y Dr. VASANT LAD

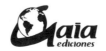

Descargo de responsabilidad

El contenido de este libro tiene una finalidad meramente divulgativa. La información aquí expuesta no debe sustituir en ningún caso al consejo médico profesional ni ser utilizada para diagnosticar, tratar o curar enfermedades, trastornos o dolencias. Por consiguiente, la editorial no se hace responsable de los daños o pérdidas causados, o supuestamente causados, de forma directa o indirecta por el uso, la aplicación o la interpretación de la información aquí contenida.

Título original: *Ayurvedic Cooking for Self-Healing*

Traducción: Inmaculada Morales Lorenzo

Diseño de cubierta: equipo Alfaomega

© 1994 Usha y Vasant Lad y The Ayurvedic Press
Publicado por acuerdo con The Ayurvedic Press, a division of The Ayurvedic Institute, 11311 Menaul Blvd NE, Alburquerque, NM 87112, EE.UU.

De la presente edición en castellano:
© Gaia Ediciones, 2017
    Alquimia, 6 - 28933 Móstoles (Madrid) - España
    Tels.: 91 614 53 46 - 91 614 58 49
    www.alfaomega.es - E-mail: alfaomega@alfaomega.es

Primera edición: febrero de 2019

Depósito legal: M. 41.133-2018
I.S.B.N.: 978-84-8445-784-8

Impreso en España por: Artes Gráficas COFÁS, S.A. - Móstoles (Madrid)

A nuestros queridísimos hijos, Aparna y Pranav

Índice

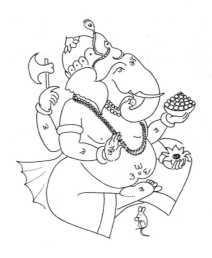

GANESHA
ॐ गँ गणपतये नमः ।

Saludo a Ganesha, semilla de luz y sabiduría
(traducción del sutra)

Ganesha es el hijo de Shiva y Parvati.
La primera deidad a la que ha de rendirse culto al inicio de cualquier actividad auspiciosa.
Elimina los obstáculos y otorga éxito, satisfacción y un inmenso gozo en la vida de todo ser humano.
Cocinar constituye una labor sumamente auspiciosa que aporta nutrición, salud y satisfacción tanto al cocinero como al comensal.
Antes de cocinar y comer ha de venerarse a Ganesha.
Él es el Señor de la Abundancia que porta un cuenco repleto del alimento de la Dicha.

Prólogo

Algunos de los mejores recuerdos de los años en que estuve estudiando Ayurveda en la India están asociados a la familia Lad. El Dr. Vasant Lad me invitó a cenar a su casa nada más conocerlo en enero de 1974 y esta invitación fue el inicio de una larga historia de comidas compartidas. Durante el período lectivo en el Tilak Ayurveda Mahavidyalaya de Puna, el Dr. Lad solía insistir en que comiéramos juntos y pronto me encontré almorzando de forma habitual en casa de su familia, una costumbre que conservamos durante la mayor parte de los seis años que estudié en el centro. Siempre que les visitaba, Usha Tai (la Sra. Lad) me ofrecía alguna exquisitez recién hecha y si la alacena estaba temporalmente vacía ese día, se ponía a preparar algo sobre la marcha pidiendo disculpas, sin hacer caso de mis protestas por enérgicas que fueran. Incluso en la época en la que me alimentaba únicamente a base de leche y fruta, a cualquier hora en que me presentara, allí me esperaba mi vaso de leche.

Al igual que a muchos de sus compatriotas, a Usha Tai le encanta cocinar para sus invitados, ya que cada uno de ellos —y de hecho toda criatura viviente— contiene la chispa de la divinidad. Por ello, cuando yo iba de visita ella debía ofrecerme algo de comer, no como una obligación que se cumple a regañadientes, sino por el placer de cocinar y alimentar a otro. Cada bocado ofrecido a esa encarnación divina en forma de visitante es una ofrenda de gratitud al Creador por la abundancia de la Naturaleza, y dado que los textos sagrados indios nos recuerdan que «los alimentos son, de hecho, el propio Dios», dar de comer al hambriento equivale a servir un elemento divino a Dios mismo. Los alimentos crean *rasa*, la esencia nutritiva y jugosa que nutre los tejidos corporales y aporta satisfacción a la mente y los sentidos. Esta nutrición y satisfacción constituyen las bendiciones que Annapurna, la diosa de la comida, otorga a todos los seres sintientes, y los Lad siempre han compartido libremente esas bendiciones.

Como pasé muchas horas en la cocina de los Lad, tuve oportunidad de observar de primera mano la clase de atención que Usha Tai prestaba a los alimentos que preparaba. La vi comprar y seleccionar; moler y picar; saltear y hervir, y me empapé de ese ritmo de elaboración de los alimentos que hace que los ingredientes comiencen a cocinarse tan pronto como se introducen en la olla. Sus preparaciones culinarias constituían una demostración práctica de lo que yo estaba aprendiendo teóricamente en clase: que la lógica lineal estándar, tan útil para las ciencias físicas, sirve de bien poco en lo concerniente a las artes de la vida, como la medicina y la cocina. Solo cuando adquieres un amplio conocimiento de los alimentos, lo cual sucede cuando Annapurna comienza a poseerte, te es posible comprender las posibilidades del mundo de la cocina.

Los domingos, cuando cerraban las consultas externas del hospital y la relativa calma permitía que el Dr. Lad saliera de compras, solía acompañarlo para aprender más acerca de las propiedades de una cierta verdura o del tipo de persona a la que beneficiaría especialmente una fruta concreta. A veces comprábamos hierbas con las que elaborábamos pociones, una clara demostración de la regla según la cual un buen *vaidya* (médico ayurvédico) también debe ser un buen cocinero. Después de pasar varios meses confeccionando estos preparados informales, comencé a elaborarlos yo mismo bajo la atenta mirada de mi mentor, Vimalananda, y pronto al placer de ser alimentado se sumó el placer de alimentar yo a otras personas, todo ello gracias al tiempo que pasé con los Lad.

Conozco por experiencia la coherencia con la que la familia Lad ha seguido un estilo de vida ayurvédico durante nuestros veinte años de amistad, de modo que accedí encantado a la petición de Usha Tai de escribir una introducción para su libro sobre cocina ayurvédica. Los buenos profesores ayurvédicos son aquellos que, como el Dr. Lad, tienen conocimientos teóricos y prácticos, y los buenos cocineros ayurvédicos son aquellos que, como Usha Tai, saben lo que es esforzarse y servir a otros. Que este libro ayude a las personas que sinceramente desean aprender el verdadero significado de alimentar y ser alimentado, y que adquieran una nueva perspectiva del papel de los alimentos en una vida bien vivida.

DR. ROBERT E. SVOBODA
Dipavali, 1993

Prefacio

Durante mi residencia médica, y también después, trabajé como médico en los departamentos de medicina, cirugía, ginecología y pediatría del Hospital Ayurvédico de Puna y pude comprobar una y otra vez cómo una alimentación correcta combinada con medicinas herbales y un estilo de vida adecuados pueden desempeñar un papel fundamental en la curación. Fui tomando conciencia de que la enfermedad supone una «invitación» a cambiar nuestros patrones habituales sobre cómo deberíamos pensar, sentir y alimentarnos correctamente.

Pasé de usar las etiquetas comunes para una enfermedad —como «esto es una gripe o eso es un virus»— a desarrollar un conocimiento interno basado en las teorías ayurvédicas básicas sobre la manera en que esa dolencia concreta se manifestaba. Adquirí una comprensión profunda y sutil de la participación de los *doshas* en la salud y la enfermedad, así como del modo en que el suave método de curación que nos ofrece la naturaleza a través de las hierbas y los alimentos puede aportarnos sanación y equilibrio. Al ir haciéndome más consciente del papel que representa la comida en la medicina, fui observando que un gran número de enfermedades parecían estar relacionadas con las presiones de la vida diaria —como la preocupación por el trabajo o el dinero—, las tensiones e incluso con el estrés causado por consumir alimentos equivocados y combinarlos de forma incorrecta.

Durante los últimos veinte años he confirmado que numerosos problemas que en ocasiones han derivado en enfermedades serias eran resultado de una mala alimentación y del desconocimiento del arte de cocinar adecuadamente para uno mismo y para la propia familia. Mientras trabajaba en el departamento de *panchakarma* del hospital fui testigo de los impresionantes efectos que tiene este programa de limpieza cuando se complementa con una alimentación apropiada, que suele consistir en una dieta basada en un único ingrediente. Esto me enseñó que los alimentos son una medicina cuando se usan correctamente.

En el presente libro descubrirás un enfoque práctico y sencillo de la alimentación, así como recetas específicas del arte culinario ayurvédico que contribuyen a restablecer el equilibrio y la salud en el organismo. Aunque esta obra contiene una gran cantidad de información que puede resultarte útil, no está diseñada como un plan de tratamiento para ninguna enfermedad; esto, por supuesto, solo puede proporcionártelo tu médico.

Gran parte de la información aquí expuesta podría clasificarse como «ciencia intuitiva de la vida» y proviene de mi propia experiencia clínica, basada en principios básicos que son producto de miles de años de medicina ayurvédica. No se trata de un método «científico» tal como lo emplea la medicina occidental, sino de información que ha sido recopilada cuidadosamente durante siglos.

Por ejemplo, las frutas ácidas, los productos fermentados y las especias picantes irritan *pitta* y generan ardor e indigestión ácida; las alubias negras y pintas agravan *vata* y pueden provocar gases, hinchazón y malestar; el yogur, el queso y las bebidas frías agravan *kapha* y puede producir resfriados, tos y congestión.

Esta obra te ayudará a comprender la visión sabia y práctica del Ayurveda sobre la alimentación y la salud.

Espero que las sugerencias propuestas a lo largo de estas páginas se conviertan en una parte esencial de tu propia autocuración. La clave de la salud reside en conectar con tu ser interior y considerar el proceso de sanación como un medio útil para descubrir tus necesidades individuales.

Conocí a Usha, mi mujer, en el Hospital Ayurvédico de Puna, donde ella era estudiante de enfermería ayurvédica. Cuando nos casamos, Usha comenzó a utilizar su conocimiento y amor por el Ayurveda como una luz que le guiaba en la preparación de las comidas. Ella siempre aborda con gran amor y respeto cada fase de preparación de los alimentos y cocina con todo su corazón.

Hemos titulado este libro *Cocina ayurveda para la autocuración* con el deseo de que descubras un programa creativo que mejorará tu salud y la de tu familia. Las siguientes recetas y remedios constituyen un método de curación exento de reacciones o efectos secundarios, y con esa tranquilidad puedes integrarlo en tu vida. El objetivo de esta «guía» de alimentación es ayudarte a mantener la salud y el equilibrio en todas las estaciones del año.

Disfruta de la cocina ayurvédica para tener salud y felicidad y contribuir a la sanación de tus familiares y amigos.

Que Dios te bendiga con luz y amor.

Dr. Vasant Lad
Albuquerque
Marzo de 1994

Introducción a la cocina ayurveda

En la actualidad, se comercializan diversos tipos de libros de cocina que abarcan una amplia gama de hábitos alimenticios y conceptos nutricionales, algunos tradicionales y otros modernos o simplemente de moda. A la gente que trata de mantener una alimentación saludable le interesa conocer el papel que desempeña una correcta nutrición en la salud. Porque realmente somos lo que comemos.

El Ayurveda —el antiguo sistema médico de la India— persigue la curación del cuerpo, la mente y el espíritu a través de la alimentación, el estilo de vida y el rejuvenecimiento. Este arte de sanación holística enseña que los alimentos y la dieta pueden contribuir de forma fundamental al mantenimiento de la salud. El Ayurveda aporta luz acerca de los alimentos que convienen y equilibran a cada individuo, su preparación correcta y el modo de evitar combinaciones que generen toxinas en el organismo.

El propósito principal de esta obra es ayudarte a escoger una alimentación apropiada que te aporte equilibrio, armonía y salud, según los principios ayurvédicos. También te propone recetas sabrosas y sencillas que pueden pasar a formar parte de tu alimentación habitual, así como una selección de remedios que contribuyen a la curación de varias enfermedades. Pero primero conviene que tengas un conocimiento básico del Ayurveda que te ayude a comprender cómo y por qué un cambio en los hábitos alimenticios puede producir un efecto tan profundo en la salud y el bienestar.

La ciencia ayurvédica de la alimentación es amplia y exhaustiva, e influye en cada aspecto de la vida. El Ayurveda es la ciencia eterna de la vida. La tradición ayurvédica tiene más de cinco mil años de antigüedad y ha venido practicándose sin interrupción hasta nuestros días. A pesar de sus diferentes gobernantes e invasores, la India no ha perdido nunca su integridad y naturaleza esencial, como ponen de manifiesto la antigua tradición del Ayurveda y su continuidad en el tiempo.

En el 900 a. de C. tres grandes eruditos, Charak, Sushruta y Vagbhata, dieron nueva forma a esta tradición oral al poner por escrito los principios del Ayurveda. En la actualidad, estos textos sirven de referencia a estudiantes y médicos, y siguen usándose en todas las escuelas y universidades ayurvédicas de la India.

Numerosas técnicas y elementos curativos que se han popularizado en nuestros días, tales como el masaje, la psicoterapia, la nutrición, los remedios herbales, la cirugía plástica, la psiquiatría, la terapia de la polaridad, la kinesiología, el shiatsu, el canto de mantras, la meditación, la cromoterapia y la gemoterapia, tienen sus raíces firmemente arraigadas en la filosofía ayurvédica. Así pues, el Ayurveda puede considerarse realmente la madre de todos los sistemas curativos.

Con objeto de saber cómo escoger los alimentos según tus necesidades y tipo corporal y aprender las principales técnicas culinarias ayurvédicas, resulta esencial comprender los principios fundamentales del Ayurveda.

CAPÍTULO 1

Tu constitución individual

El concepto de constitución (*prakruti* en sánscrito) constituye el principal marco de referencia y el núcleo central del Ayurveda. Esta ciencia sostiene que existen tres doshas —denominados vata, pitta y kapha— y que cada ser humano está compuesto por una combinación de estos principios. Tu *prakruti* individual es la pista o el mapa que te permite descubrir los alimentos y la forma de vida que te aportan equilibrio. Sin comprender los tres doshas o *tridosha* no es posible acceder a los secretos ocultos de la antigua cocina ayurvédica.

Los elementos

Los tridoshas son principios dinámicos que rigen el cuerpo, la mente y la conciencia. Están sujetos a la composición genética del individuo, sus paradigmas mentales y emocionales, y también a posibles desequilibrios. Para su comprensión, es necesario conocer antes los cinco elementos básicos que conforman nuestro planeta.

El cuerpo humano y, en realidad, todo el planeta se componen de los mismos principios básicos: espacio, aire, fuego, agua y tierra. Todas las sustancias orgánicas e inorgánicas están compuestas por diversas combinaciones de estos cinco elementos y una gran parte del universo físico constituye la interacción de estos principios.

El espacio omnipresente actúa como factor común u «hogar» de todos los objetos del universo. El aire es activo, móvil y seco; constituye la fuerza vital o *prana*, esencial para todos los seres vivos. Sin aire, la vida no sería posible en este ni en ningún otro planeta. El fuego rige la digestión, la absorción y la asimilación en el organismo, así como el florecimiento, la maduración y la descomposición de los vegetales; el sol —el ojo del cielo, la lámpara del día— es la fuente central de energía calorífica. Por su parte, el agua constituye un elemento fresco y líquido que preserva la vida; mantiene el equilibrio electrolítico, alimenta a los animales y las plantas, y mantiene el medioambiente. Por último, la tierra es el elemento sólido, denso y duro que proporciona un suelo firme para la vida global; la tierra abraza y sostiene a todas las criaturas vivas del planeta, proporcionándoles alimento y refugio.

Si bien estos cinco elementos preservan la vida y mantienen la armonía en el mundo, cuando se desequilibran pueden causar malestar y amenazar la vida. La prevalencia de cada elemento, por su propia naturaleza, cambia constantemente y modifica la temperatura, la humedad, el tiempo cronológico y las estaciones, por lo que debemos esforzarnos en adaptarnos a estos cambios por mera supervivencia. Al estar dotado de inteligencia, el ser humano contrapone unos elementos a otros para crear condiciones ambientales óptimas. Por ejemplo, construye viviendas de ladrillos (elemento tierra) para protegerse de los cambios de los elementos aire, fuego y agua.

Aunque estos elementos están presentes en cada individuo, las proporciones y combinaciones varían de una persona a otra. El equilibrio cualitativo y cuantitativo de estos cinco elementos básicos es el responsable de una salud perfecta. Cuando mantienes tu combinación única de elementos gozas de buena salud, pero cuando esta combinación se altera puede originarse una enfermedad. Por ejemplo, un incremento del componente tierra puede derivar en obesidad, un incremento del agua puede producir un edema y un incremento del fuego puede ocasionar fiebre, úlceras y sensaciones de quemazón como ardor de estómago, conjuntivitis o escozor al orinar. La ruptura del equilibrio también puede provocar cambios sutiles en las facultades mentales; de este modo, un agravamiento del aire puede suscitar miedo y ansiedad, un agravamiento del fuego puede generar ira y odio, y un agravamiento de la tierra puede originar depresión y apatía.

Tridosha: vata, pitta y kapha

Si bien el antiguo Ayurveda pudo haber clasificado a los seres humanos en cinco tipos según el elemento predominante, el espacio y la tierra se han considerado elementos pasivos debido a que el primero es esencialmente inerte y la segunda constituye la base sólida para la creación; los elementos activos, móviles y cambiantes son el aire, el fuego y el agua.

El Ayurveda incorpora estos tres elementos en el principio de tridosha.

VATA representa el aire y el espacio.
PITTA representa el fuego y el agua.
KAPHA representa el agua y la tierra.

Vata, pitta y kapha constituyen la base del Ayurveda. El concepto de los humores —bilis, sangre y flema— de la medicina europea antigua probablemente sea una de las numerosas derivaciones del Ayurveda.

En el momento de la concepción, la combinación y proporciones de vata, pitta y kapha de cada persona están determinadas por la genética, la alimentación, la forma de vida y las emociones de los padres. Si bien unos pocos afortunados nacen con una constitución equilibrada —en la que los tres doshas coinciden en cantidad y calidad— y gozan de buena salud y una digestión excelente, la mayoría de la gente posee uno o dos doshas dominantes; pues bien, con una alimentación y un estilo de vida adecuados también en este caso puede lograrse una salud óptima.

La constitución de la mayoría de la gente está formada por una de siete combinaciones posibles de vata, pitta y kapha. Por ejemplo, una persona podría ser sobre todo kapha con una característica secundaria de pitta y una pequeña cantidad de vata; en Ayurveda esto se escribiría V1 P2 K3; otra persona podría ser pitta y vata por igual, con una pequeña cantidad de kapha. Esto se escribiría V3 P3 K1. Los números sirven para reflejar las proporciones relativas de cada dosha.

Prakruti y vikruti

La combinación de los tres doshas —establecida en la concepción— se denomina prakruti. La prakruti no sufre modificaciones durante la vida, con excepciones sumamente raras. Asimismo, existe una constitución «del momento» que refleja el estado de salud actual, llamada *vikruti*. Si bien en una persona con una salud excelente las proporciones de vikruti son las mismas que las de prakruti, lo más normal es que haya diferencias, ya que vikruti refleja aspectos como la alimentación, la forma de vida, las emociones, la edad, el ambiente, etc., que no están en armonía con prakruti. Un médico ayurvédico puede detectar esta diferencia por medio de diversos procedimientos, como el historial clínico, el análisis del rostro y la lengua, y la medición del pulso. La diferencia existente entre prakruti y vikruti ofrece al médico ayurvédico la información necesaria para formular un programa de restablecimiento de la salud.

Determinar tu constitución

El conocimiento de tu constitución te permite tomar las medidas necesarias para el restablecimiento o la mejora de la salud. Aunque la forma más adecuada de descubrir tu prakruti y vikruti es solicitar los servicios de un médico ayurvédico, si esto no fuera posible, puedes aproximarte bastante rellenando la tabla «Pautas para determinar tu constitución» situada en el apéndice final del libro.

Pero antes de esto, conviene que te familiarices con las cualidades de cada dosha. Con independencia de tu tipo corporal, es posible alcanzar una salud óptima a través de la alimentación, las técnicas culinarias, la forma de vida y la actitud que te resulten especialmente beneficiosas.

Las características del individuo vata

El término sánscrito vata se deriva del verbo «va» que significa transportar o mover, de modo que vata es el principio de movilidad que regula todas las actividades corporales, desde la cantidad de pensamientos que tienes durante un minuto a la eficiencia de los movimientos intestinales. La cualidad vata es responsable de la alegría, la felicidad, la creatividad, la expresión, el estornudo y la eliminación, entre otras funciones. Vata es el encargado de la fuerza vital o prana, por esta razón cuando este principio abandona el cuerpo, la vida llega a su fin.

Vata es seco, ligero, frío, áspero, sutil, móvil y claro, con un sabor astringente. La tabla de la página siguiente muestra el modo en que estos atributos se manifiestan en la composición del individuo vata.

Esta combinación de cualidades es responsable de las características físicas y las pautas de conducta de las personas vata. Físicamente suelen tener un cuerpo ligero y flexible, dientes grandes y salidos, y podrían chuparse el pulgar o los dedos durante la infancia. Tienen ojos hundidos, pequeños y secos; sed y apetito irregulares y suelen experimentar problemas digestivos y malabsorción. Los vata tienden a tener una salud delicada y a tener poca o ninguna descendencia.

Con respecto a la conducta, los individuos vata son fácilmente excitables y actúan impulsivamente, de modo que pueden dar una respuesta incorrecta con gran seguridad en sí mismos. Están dotados de una poderosa imaginación, les encanta soñar despiertos. Aunque son personas bastante cariñosas, pueden llegar a amar a alguien por miedo o para no sentirse solos. No es raro encontrar individuos vata que temen a la oscuridad, las alturas y los espacios cerrados. Muestran flexibilidad de creencias y disposición a cambiarlas, aunque esas modificaciones no son necesariamente duraderas. Los vata aman el cambio y por esta razón suelen cambiar a menudo de muebles, ubicación o domicilio. Les desagrada holgazanear y les encanta la acción constante: no hacer nada constituye un auténtico castigo para ellos. Debido a su naturaleza activa consiguen ganar bastante dinero, aunque gastan su capital en nimiedades y les cuesta ahorrar.

LOS ATRIBUTOS DEL INDIVIDUO VATA

Atributos	Manifestaciones en el cuerpo
Seco	piel, cabello, labios y lengua secos; colon seco propenso al estreñimiento; voz ronca
Ligero	músculos y huesos ligeros; estructura corporal delgada; sueño ligero e insuficiente; peso insuficiente
Frío	manos y pies fríos, mala circulación; odia el frío y ama el calor; rigidez muscular
Áspero	piel, uñas, cabello, dientes y pies ásperos y agrietados; crujido de articulaciones
Sutil	temor, ansiedad e inseguridad sutiles; carne de gallina poco marcada; pequeñas contracciones musculares, estremecimientos ligeros
Móvil	camina y se expresa de forma acelerada haciendo varias cosas a la vez; ojos, cejas, manos y pies inquietos; gran cantidad de sueños; le encanta viajar sin quedarse en ningún sitio; estados de ánimo cambiantes, falta de confianza, mente dispersa
Claro	clarividente; asimila información y la olvida de inmediato; mente clara y vacía, sensación de soledad
Astringente	sequedad y sensación de obstrucción en la garganta; hipo y eructos; le encantan las sopas cremosas y aceitosas; se inclina por los sabores dulce, ácido y salado
Parduzco-negro	cutis oscuro; cabello y ojos oscuros; es el color del ama de vata; por ejemplo, lengua cubierta de una capa oscura

Las características del individuo pitta

El término pitta se deriva de la voz sánscrita «tapa» que significa dar calor. Pitta representa el principio fuego en el organismo. Literalmente, todo lo que penetra en el cuerpo ha de digerirse o «cocinarse», desde la contemplación de la luna a la fresa silvestre que introducimos en la boca. Algunos alimentos como el arroz necesitan además una cocción externa antes de que el fuego del organismo pueda iniciar la digestión. Junto con el fuego gástrico, pitta constituye las enzimas y aminoácidos que desempeñan un papel esencial en el metabolismo.

Pitta es responsable de regular la temperatura corporal a través de la transformación química de los alimentos y está relacionado con el apetito, la vitalidad, el aprendizaje y la comprensión. El desequilibrio de pitta puede causar ira, odio y críticas.

Pitta es caliente, agudo, ligero, oleoso, líquido y expansivo. Tiene sabor amargo y picante y un olor corporal fuerte. Está asociado con los colores rojo y amarillo. Estas cualidades se manifiestan en el cuerpo del individuo pitta, tal como muestra la tabla de la página siguiente.

Como indican los atributos enumerados en la tabla, los individuos pitta tienen un organismo moderadamente delicado con una estructura y peso medios. No suelen engordar ni adelgazar mucho. Podrían tener dientes afilados y amarillentos con encías suaves y a veces sangrantes. Tienen ojos brillantes y sensibles a la luz. Gozan de gran sed y apetito, y les gusta la comida picante.

Los pitta tienen grandes habilidades de aprendizaje, compresión y concentración. Presentan una excelente capacidad de organización y liderazgo, y son sumamente disciplinados. También están bendecidos por la sabiduría, lo cual se refleja en una resplandeciente calvicie en los hombres (¡tanta sabiduría acaba por «quemarles» el cabello!). Los individuos pitta no se apartan lo más mínimo de sus principios, lo cual a veces les conduce al fanatismo. De hecho, pueden ser críticos y perfeccionistas, de modo que se enfadan con facilidad. Aman las profesiones nobles y a menudo obtienen grandes ingresos que se gastan en artículos de lujo. Les agradan los perfumes y la joyería, y tal vez no tengan un deseo sexual muy fuerte. En general, la constitución pitta está dotada de fuerza, conocimiento espiritual y material, así como riqueza y esperanza moderados.

LOS ATRIBUTOS DEL INDIVIDUO PITTA

Atributos	Manifestaciones en el cuerpo
Caliente	fuego digestivo fuerte; buen apetito; temperatura corporal más elevada de lo normal; odia el calor; canas con entradas o calvicie; suave vello marrón en cuerpo y rostro
Agudo	dientes afilados, ojos definidos, nariz puntiaguda, rostro en forma de corazón, barbilla estrecha; buena absorción y digestión; buena memoria y asimilación; intolerancia al trabajo duro; irritabilidad; mente inquisitiva
Ligero	estructura corporal ligera/media; no tolera la luz brillante; piel clara y resplandeciente, ojos brillantes
Líquido	heces sueltas y líquidas; músculos suaves y delicados; orina, sudor y sed excesivos
Expansivo (móvil)	pitta se extiende en forma de sarpullidos, acné o inflamación por todo el cuerpo o en las zonas afectadas; los individuos pitta desean difundir su nombre y fama

LOS ATRIBUTOS DEL INDIVIDUO PITTA *(continuación)*

Oleoso	piel, cabello y heces grasos y suaves; es posible que no digiera los fritos (que pueden generarle dolor de cabeza)
Ácido	acidez estomacal, pH ácido; dientes sensibles; salivación excesiva
Picante	acidez, sensaciones de quemazón en general; fuertes sentimientos de rabia y odio
Amargo	sabor amargo en la boca, náuseas, vómitos; repulsión al sabor amargo; cinismo
Olor fuerte	olor fétido en las axilas, la boca y las plantas de los pies; olor en los calcetines
Rojizo	piel, ojos, mejillas y nariz rojizos; el color rojo agrava pitta; no tolera el calor ni la luz solar; es el color de pitta sin ama
Amarillento	ojos, orina y heces amarillentos; puede conducir a ictericia, producción excesiva de bilis; el color amarillo incrementa pitta; el amarillo pálido señala un pitta normal, pero el oscuro es el color del ama de este dosha

Las características del individuo kapha

El término kapha procede de dos raíces sánscritas: «ka», que significa agua y «pha» cuyo significado es florecer. La tierra también forma parte de la naturaleza kapha, de modo que la tierra y el agua otorgan sus cualidades definitivas a este dosha. Kapha está presente en todas nuestras células, órganos y tejidos. Las moléculas kapha tienden a juntarse para formar masas compactas y confieren al cuerpo una forma rechoncha. El agua de kapha interviene en la lubricación de los órganos y las articulaciones, las secreciones celulares y la memoria, y aporta fortaleza muscular y ósea.

La tierra y el agua hacen que kapha sea pesado, lento, frío, oleoso, húmedo, suave, denso, blando, estático, pegajoso y turbio. Es de color blanco y tiene un sabor dulce y salado. La manifestación de estas cualidades en la constitución kapha se muestra en la tabla que aparece en la página siguiente.

Estas propiedades otorgan a los kapha un cuerpo fuerte y saludable, unos ojos grandes y bonitos, dientes sanos y cabello grueso y rizado. Tienen una piel gruesa, tersa, grasienta y con vello corporal. Los kapha tienen sed y apetito estables, pero su digestión y metabolismo son lentos, lo cual les hace ganar peso del que luego les cuesta desprenderse. A veces, el antojo de alimentos dulces o salados les produce retención de líquidos. Les encanta comer, estar sentados, no hacer nada y dormir de forma prolongada.

Las personas kapha poseen una fe profunda y estable, amor y compasión, y una mente calmada y serena. Tienen buena memoria, una voz profunda y melodiosa y una forma de hablar monótona. Los kapha ganan dinero y son ahorradores, aunque pueden excederse comprando quesos, dulces y pasteles. El kapha desequilibrado es codicioso, apegado, ignorante y perezoso. En general, el individuo kapha está dotado de una gran fortaleza, conocimiento, paz, amor y longevidad debido a su constitución robusta.

LOS ATRIBUTOS DEL INDIVIDUO KAPHA

Atributos	Manifestaciones en el cuerpo
Pesado	huesos y músculos pesados, estructura corporal amplia; tendencia al sobrepeso; estabilidad; voz grave y profunda
Lento/apático	camina y se expresa despacio; digestión y metabolismo lentos; además perezoso
Frío	piel fría y húmeda; sed y apetito estables con digestión y metabolismo lentos; resfriados, congestión y tos frecuentes; deseo de dulces
Oleoso	piel, pelo y heces grasos; articulaciones y órganos lubricados y grasos
Líquido	salivación excesiva; congestión en el pecho, los senos nasales, la garganta y la cabeza
Suave	piel y órganos tersos; mente dulce y tranquila; naturaleza pacífica
Denso	densa capa de grasa; piel, cabello uñas y heces gruesas; órganos redondeados; firmeza y solidez; tejidos compactos y condensados
Blando	aspecto agradable; amor, cuidados, compasión, bondad y perdón
Estático	le encanta estar sentado, dormir y no hacer nada
Pegajoso	la cualidad viscosa y cohesiva crea órganos y articulaciones firmes y compactos; le encanta abrazar; profundamente apegado en el amor y las relaciones
Turbio	a primera hora de la mañana tiene la mente ofuscada; suele necesitar café como estimulante para comenzar la jornada
Duro	músculos firmes; vigor; actitud rígida
Voluminoso	genera obstrucción; obesidad

LOS ATRIBUTOS DEL INDIVIDUO KAPHA *(continuación)*

Dulce	la acción anabólica del sabor dulce estimula la formación de espermatozoides e incrementa la cantidad de esperma; un funcionamiento anómalo podría generar antojos de dulce
Salado	contribuye a la digestión y el crecimiento, aporta energía; mantiene el equilibrio osmótico; un funcionamiento anómalo podría causar antojo de sal y retención de líquidos
Blanco	cutis pálido; mucosidad blanquecina; capa blanca en la lengua; el color del ama de kapha

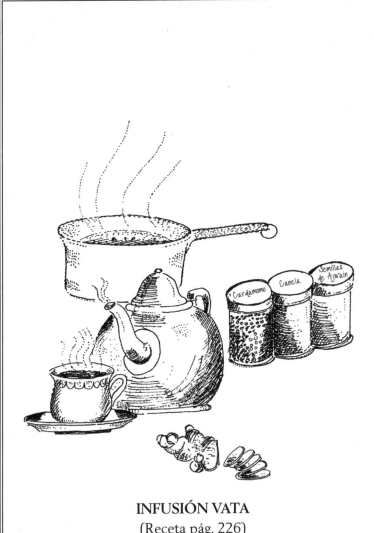

INFUSIÓN VATA
(Receta pág. 226)

CAPÍTULO 2

LOS FACTORES QUE INFLUYEN EN LA SALUD

El Ayurveda constituye un método de sanación y una forma de vida que tiene en cuenta a la persona de forma holística. Según sus enseñanzas, cada aspecto de la vida contribuye a la salud general. Una salud deficiente rara vez tiene una causa simple o única. En este capítulo veremos algunos de los elementos que pueden afectar tu bienestar. Algunos aspectos como la alimentación son susceptibles de cambiarse, mientras que otros, como el tiempo atmosférico, escapan a nuestro control aunque existen acciones que pueden reducir o eliminar su impacto. Desde luego, no es posible ni deseable tratar de modificar todo a la vez. La literatura ayurvédica sostiene que actuar sin prisa y sin pausa es el mejor camino para implementar cambios con éxito. Para casi todo el mundo empezar por la alimentación es la mejor forma de iniciarse en el estilo de vida ayurvédico.

Los doshas

La sensación de bienestar refleja el estado de salud. Una buena salud reside en el mantenimiento de la combinación individual de los doshas y en el equilibrio del *agni*, los siete tejidos corporales, los tres sistemas de eliminación (orina, sudor y heces), la mente, los sentidos y la conciencia. Es también importante tener amor, felicidad y claridad en el día a día.

El desequilibrio de los doshas produce los cambios bioquímicos internos que derivan en un metabolismo alto o bajo.

El dosha pitta controla todos los cambios físicos y bioquímicos que tienen lugar en el organismo. Por medio de este proceso los alimentos son transformados en energía, calor y vitalidad. Si bien pitta lleva a cabo estas funciones durante toda la vida de un individuo, destaca especialmente durante la edad adulta. Estas actividades de pitta dependen del «fuego digestivo» o agni. Un agni débil implica una salud deficiente.

Unas circunstancias poco favorables para pitta como consumir un exceso de comida picante, vivir en un clima cálido o reprimir las emociones pueden alterar su funcionamiento normal.

El anabolismo constituye el proceso constructivo del organismo mediante la reparación, el crecimiento y la creación de nuevas células. Kapha se encarga de controlar este proceso, el cual es más activo durante la infancia y la adolescencia. El dosha kapha puede alterarse a causa de un excesivo consumo de productos lácteos, así como de alimentos fríos y grasos.

El catabolismo es la fase destructiva —pero necesaria— del metabolismo. Las grandes moléculas se descomponen en unidades más pequeñas. Esta degradación molecular está gobernada por el dosha vata y está más activa en la edad anciana. La ingesta frecuente de alimentos que irritan vata, como las ensaladas o las palomitas, así como el ejercicio excesivo pueden intensificar este dosha y deteriorar la salud.

Hábitos de alimentación incorrectos

1. Comer en exceso.
2. No dejar suficiente margen de tiempo entre comidas.
3. Beber demasiada agua o no beberla en absoluto durante la comida.
4. Beber agua demasiado fría durante la comida o a cualquier hora.
5. Comer cuando se padece estreñimiento.
6. Comer a una hora inapropiada: demasiado pronto o demasiado tarde.
7. Tomar demasiados alimentos pesados o pocos alimentos ligeros.
8. Beber zumo de fruta o tomar fruta durante la comida.
9. Comer sin hambre.
10. Comer por ansiedad.
11. Tomar combinaciones de alimentos incompatibles.
12. Picotear entre comidas.

La hora del día y la estación

El reloj biológico interno está regulado por los doshas. El momento de máxima actividad de kapha tiene lugar a primera hora de la mañana y de la noche, de 6 a 10 a. m. y de 6 a 10 p. m., el período pitta es el mediodía y la medianoche, de 10 a. m. a 2 p. m. y de 10 p. m. a 2 a. m., por su parte, las horas de vata son el amanecer y el atardecer de 2 a 6 a. m. y de 2 a 6 p. m.; de este modo, las enfermedades de tipo pitta como las úlceras, pueden producir un mayor malestar por la noche, durante la hora pitta del reloj biológico; del mismo modo, experimentar un dolor agudo en el estómago por la noche podría indicar una úlcera u otro tipo de agravación de pitta.

Después de ser ingeridos, los alimentos atraviesan varias fases de digestión, cada una de las cuales implica un dosha específico. La digestión de una comida principal tarda entre 6 y 8 horas en completarse. Durante aproximadamente dos horas y media después de comer, kapha es el dosha dominante, el cual está asociado con el estómago. A continuación, durante las siguientes dos horas y media domina pitta; este período y este dosha están asociados con el intestino delgado, donde intervienen la bilis y las enzimas intestinales. Por último, la digestión concluye en el colon, la sede principal de vata, donde tienen lugar los procesos de eliminación y absorción; se trata de un período en el que prevalece vata. Los gases, una cualidad de vata, se producen durante esta fase cuando los alimentos no se han digerido adecuadamente.

Al igual que los tres doshas, las estaciones tienen atributos y pueden ocasionar agravación y desequilibrio. Por ejemplo, el verano es caluroso, agudo y brillante, lo cual irrita pitta y puede dar lugar a trastornos pitta como quemaduras, sofoco, agotamiento, acné y diarrea. En el ámbito psicológico pueden surgir respuestas cargadas de ira y odio frente a asuntos insignificantes.

El otoño es seco, ligero, frío, claro y ventoso, todas ellas cualidades que agravan vata; de este modo, pueden manifestarse dolores en músculos y articulaciones, así como temor, ansiedad y sentimientos de soledad en la mente.

La humedad pesada y fría del invierno puede irritar kapha y originar tos, resfriados y congestión nasal; también puede desarrollarse apego y codicia en la mente.

La cualidad acuosa de la primavera también agrava kapha y algunas personas son propensas a padecer resfriados, alergias y problemas respiratorios durante este período.

Los cambios de estaciones podrían requerir una modificación de la dieta durante un cierto tiempo para restablecer el equilibrio.

La cantidad adecuada de ejercicio

También el ejercicio ha de adaptarse a la constitución individual. Las personas kapha son aptas para las modalidades más exigentes de ejercicio; las pitta para un ejercicio moderado y las vata para el ejercicio suave. El aerobic, la natación, la caminata rápida y la bicicleta son buenos ejercicios para pitta y kapha, pero no para vata. Si bien a este último suele agradarle saltar y correr, el yoga, los estiramientos y el tai chi constituyen mejores opciones. Las personas que padecen enfermedades graves relacionadas con vata y pitta, o bien son mayores de 80 años o menores de 10, deben realizar un ejercicio suave. Caminar es probablemente el mejor ejercicio para cualquier constitución.

Incluso en el caso de un individuo sano, el Ayurveda recomienda que se utilice solamente la mitad de la capacidad física en un programa de ejercicios, justo hasta que aparezca sudor en la frente, axilas y a lo largo de la columna vertebral. Esta cantidad de ejercicio estimula el fuego digestivo, mejora la digestión y alivia el estreñimiento, al tiempo que promueve la relajación y el sueño profundo. Sudar contribuye a la eliminación de toxinas, reduce la grasa y hace que te sientas bien; sin embargo, un exceso de ejercicio puede causar deshidratación, dificultad para respirar e incluso dolor muscular o pectoral y puede derivar en artritis, ciática o afecciones cardiacas.

Elegir un estilo de vida equilibrado

El estilo de vida de cada persona tiene un ritmo determinado. Levantarse muy temprano o demasiado tarde, tener horarios irregulares, trasnochar, sufrir estrés laboral, evacuar a destiempo y reprimir las necesidades naturales son hábitos que pueden alterarnos. La regularidad en el sueño, el despertar, las comidas y la eliminación en una rutina diaria te ayuda a disciplinarte y a mantener la integridad de los doshas y una buena salud.

El Ayurveda da ciertas recomendaciones sobre el papel del sexo en la vida de una persona. Debe evitarse la actividad sexual después de una comida copiosa, así como en caso de estar hambriento o enfadado, ya que esto podría resultar perjudicial para la salud. La cantidad y el momento adecuados son factores que deben tenerse en cuenta: vata no debería tener sexo más de una o dos veces al mes; pitta una vez cada dos semanas y kapha entre dos y tres veces por semana; por otro lado, el mejor momento para las relaciones sexuales se produce entre las 10 y 11 de la noche. Una actividad sexual excesiva disminuye el *ojas*, la esencia vital, te debilita y abre la puerta a las enfermedades. Es necesario restablecer el ojas después del encuentro sexual a través del masaje y el consumo de bebidas nutritivas como la leche de almendra.

Las relaciones y las emociones

La vida diaria significa relaciones tanto las que establecemos con otras personas como con nosotros mismos. Lo ideal es que la claridad, la compasión y el amor caractericen estas conexiones y a menudo resulta más sencillo amar y respetar a otros que a uno mismo. Las relaciones constituyen espejos para el aprendizaje y la investigación personal, y por medio de ese aprendizaje puede tener lugar una transformación radical en nuestra vida. Si nuestras relaciones no son claras, la confusión y el conflicto afectarán a nuestro bienestar.

Las emociones como la ira, el temor o la ansiedad surgen como reacción a nuestras relaciones diarias como consecuencia de una falta de atención al momento presente. Cada persona ha de prestar una atención plena a sus pensamientos, sensaciones y emociones; de lo contrario, esas emociones se quedarán sin digerir y podrían envenenar el cuerpo como si se tratara de una mala combinación de alimentos. Cada emoción constituye una respuesta bioquímica frente a un reto y podría irritar los doshas. El temor y la ansiedad irritan vata; la ira y el odio alteran pitta, y el apego y la codicia agravan kapha.

La meditación y el bienestar

La meditación desempeña un papel fundamental en la vida diaria y constituye una herramienta poderosa que ayuda a mantener la salud. Si bien según el diccionario meditar equivale a pensar atentamente sobre algo, esta definición no recoge el significado profundo del término. La meditación es una acción de percepción clara, una observación con atención plena exenta de conclusión, juicio o crítica que requiere que seas completamente uno con el momento presente. En esta unidad se produce un cambio radical en el psiquismo; en esta conciencia de cada instante tiene lugar una purificación del cuerpo, la mente y la conciencia que te conduce a un estado de paz que es alegría, dicha e iluminación: la vida se convierte en un movimiento de meditación espontánea.

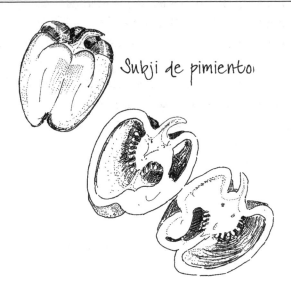

Subji de pimiento

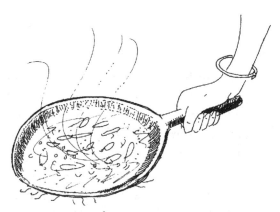

Aceite, comino, mostaza, asafédita, cuando las semillas explotan
añade la pimienta verde. A continuación agrega cúrcuma, másala, cacahuetes,
sésamo, sal y sacude para que se mezcle bien todo.

SUBJI DE PIMIENTO
(Receta pág. 134)

CAPÍTULO 3

EL SABOR Y LA DIGESTIÓN

El Ayurveda considera los alimentos de una forma sumamente integrada y única. La comprensión de algunos de los principios de esta ciencia te ayudará a reconocer los alimentos que mantienen tus doshas en equilibrio.

Los atributos de los alimentos

En un capítulo anterior hemos visto que cada dosha tiene ciertos atributos o cualidades como seco, caliente o pesado; pues bien, la siguiente tabla te muestra las cualidades básicas aplicables tanto a un alimento como a un dosha específico.

LOS 20 ATRIBUTOS O CUALIDADES BÁSICOS

Pesado	Ligero	Frío	Caliente
Oleoso	Seco	Lento	Agudo
Estable	Móvil	Blando	Duro
Suave	Áspero	Denso	Líquido
Voluminoso	Sutil	Turbio	Claro

Al igual que los doshas, cada alimento se compone de ciertas propiedades; por ejemplo, las palomitas de maíz son ligeras y secas, y el queso, pesado y lento.

Estas cualidades ejercen un efecto directo en el modo en que el organismo acepta y digiere un alimento concreto e incluso pueden llegar a afectar al estado emocional, como al experimentar irritabilidad tras el consumo de guindillas.

En general, cuando las características de un alimento son similares a las de un dosha tenderán a agravarlo, como por ejemplo, cuando una persona vata (seco) consume palomitas (seco). Por el contrario, las propiedades opuestas tienden a calmar, como cuando una persona pitta (fuego) se toma una infusión de menta (refrescante). Este principio fundamental puede ayudarte a seleccionar los alimentos adecuados para ti.

EJEMPLOS DE ATRIBUTOS DE CIERTOS ALIMENTOS

Pesado	queso, carne, judías
Ligero	arroz, palomitas, germinados, cafeína
Frío	helado, leche fría, menta
Caliente	guindilla, alcohol, tabaco
Oleoso	queso, aguacate, aceite de oliva, coco
Seco	mijo, centeno, cereales secos
Lento	carne, yogur
Agudo	cebollas, ajos
Estable	ghee, leche templada
Móvil	alcohol, germinados, palomitas

Los conceptos de rasa, virya, vipaka y prabhav

Según la filosofía ayurvédica la luna es la deidad del agua. El agua de la atmósfera en su forma pura resulta fría, ligera, clara e insípida; esta agua interactúa con los otros elementos cuando cae a la tierra, penetra en las plantas y produce diversos sabores en cada una de ellas. Así pues, el agua es la madre de todos los sabores, los cuales son percibidos por la lengua, el órgano sensorial húmedo. Una lengua seca no es capaz de saborear adecuadamente.

Cada alimento y cada hierba medicinal tienen un sabor específico. En el momento en que una sustancia toca la lengua, la primera experiencia que se produce es el sabor. El sabor es una cualidad fundamental que ejerce un efecto directo en los doshas del cuerpo. El Ayurveda reconoce seis sabores básicos: dulce, ácido, salado, amargo, picante y astringente.

Estos sabores están presentes en el plasma. Cada alimento está compuesto por una combinación de los cinco elementos, de modo que estos elementos están presentes en los seis sabores. Una mezcla única de elementos otorga su peculiar sabor a los alimentos. Las relaciones entre los sabores y los elementos se muestra en la tabla siguiente.

RELACIÓN ENTRE LOS SABORES Y LOS ELEMENTOS

SABORES	ELEMENTOS
Dulce	tierra + agua
Ácido	tierra + fuego
Salado	agua + fuego
Picante	aire + fuego
Amargo	aire + espacio
Astringente	aire + tierra

Los elementos fuego y aire son ligeros y tienden a ascender, por ello, los sabores que contienen estos elementos también se mueven hacia arriba, calientan la parte superior del cuerpo y producen ligereza. Por el contrario, los elementos tierra y agua son pesados y tienden a descender, de modo que el sabor dulce enfría la parte inferior del cuerpo y el conducto urinario, y puede provocar pesadez en el organismo.

LA CONEXIÓN ENTRE LOS ELEMENTOS Y LOS ALIMENTOS

Tierra	Trigo, arroz; carne; setas, verduras de raíz y judías; frutas secas; sésamo, semillas de girasol y de calabaza; almendras, anacardos y nueces; sales y minerales.
Agua	Leche y productos lácteos; frutas jugosas como ciruelas, sandía, uvas, melón, naranja, papaya y melocotón; agua de coco; verduras jugosas como pepinos, calabacines y tomates; sales.
Fuego	Especias como pimientos picantes, pimienta negra, chile, canela, clavo, cardamomo, cúrcuma, jengibre, asafétida, ajo y cebolla; fruta ácida como piña, limón y algunas naranjas. Bayas como los arándanos; alcohol; tabaco.
Aire	Sustancias que producen gas como frutas secas y verduras crudas; verduras ásperas como brécol, col y germinados; solanáceas como patatas, tomates y berenjenas. Algunas legumbres como judías negras, judías pintas y garbanzos.
Espacio	Sustancias estupefacientes, hipnóticas y narcóticas como alcohol, marihuana, LSD, cocaína y tabaco.

Rasa y la acción del sabor

La combinación única de atributos de cada alimento ejerce influencia en su sabor y en la acción que lleva a cabo en el organismo. Los conceptos de sabor (*rasa*), acción (*virya*) y efecto posdigestivo (*vipaka*) contribuyen a ampliar la comprensión de los principios básicos de la cocina y curación ayurvédicos.

Dulce

El sabor dulce, presente en alimentos como el azúcar, la leche, el arroz, el trigo, los dátiles, el sirope de arce y el regaliz se compone de tierra y agua. Es de naturaleza oleosa, fría y pesada, e incrementa la esencia vital. Usado con moderación resulta saludable y ejerce una acción anabólica que favorece el desarrollo del plasma, la sangre, los músculos, la grasa, los huesos, la médula ósea y los fluidos reproductivos. Un uso adecuado de este sabor aporta fortaleza y longevidad. Potencia los sentidos, mejora el cutis, promueve una piel y un pelo sanos, así como una buena voz. El sabor dulce alivia la sed y las sensaciones de quemazón, y resulta vigorizante; asimismo, aporta estabilidad y cura la delgadez extrema.

A pesar de sus buenas cualidades, un consumo excesivo puede originar diversos problemas en todos los doshas. Los alimentos dulces agravan especialmente kapha y producen frío, tos, congestión, pesadez, inapetencia, pereza y obesidad. También podrían generar un desarrollo muscular anormal, congestión linfática, tumores, edema y diabetes.

Ácido

El sabor ácido, presente en alimentos como los cítricos, la crema agria, el yogur, el vinagre, el queso, el limón, el mango verde, las uvas verdes y los productos fermentados es de naturaleza líquida, ligera, caliente y oleosa, y ejerce una acción anabólica. Usado con moderación, resulta refrescante y delicioso, estimula el apetito, mejora la digestión, energiza el cuerpo, nutre el corazón, ilumina la mente y genera salivación.

Sin embargo, cuando se consume en exceso puede causar sensibilidad dental, sed excesiva, cierre reflejo del ojo, hiperacidez, ardor de estómago, indigestión ácida, úlceras y perforaciones. Al generar fermentación, resulta tóxico para la sangre y puede originar problemas cutáneos como dermatitis, eccema, edema, forúnculos y psoriasis. Su propiedad calorífica podría generar un pH ácido en el organismo, así como causar una sensación de quemazón en la garganta, el pecho, el corazón, la vesícula y la uretra.

Salado

La sal marina, la sal de roca y el alga kelp constituyen ejemplos comunes del sabor salado. Este sabor, en el que predominan los elementos agua y fuego, es de naturaleza caliente, pesada, oleosa e hidrófila. Usado con moderación apacigua vata e intensifica kapha y pitta. El elemento agua le confiere propiedades laxantes y, gracias al fuego, contribuye a reducir los espasmos y el dolor en el colon. Al igual que los sabores dulce y ácido, ejerce una acción anabólica. Cuando se consume con moderación favorece el desarrollo y mantiene el equilibrio hídrico electrolítico. Predomina sobre los otros sabores y los eclipsa. Estimula la salivación, realza el sabor de los alimentos y contribuye a la digestión, la absorción y la eliminación de las sustancias de desecho.

Un consumo excesivo de sal podría agravar pitta y kapha. Además, vuelve la sangre espesa y viscosa, genera hipertensión y empeora los problemas de piel. Igualmente, origina sensaciones de calor, desmayos, arrugas y calvicie. Debido a su naturaleza hidrófila, podría inducir edemas y retención de líquidos. Entre otros problemas relacionados con su uso excesivo se encuentran la pérdida de pelo a mechones, úlceras, trastornos hemorrágicos, erupciones, hiperacidez e hipertensión.

Picante

El sabor picante, presente en alimentos como la pimienta de Cayena, el chile, la pimienta negra, la cebolla, el rábano, el ajo, la mostaza, el jengibre y la asafétida se compone de fuego y agua. Al ser de naturaleza ligera, seca y caliente, apacigua kapha, pero excita pitta y vata. Usado con moderación, mejora la digestión y la absorción, y limpia la boca; despeja los senos nasales al estimular la secreción nasal y el lagrimeo; potencia la circulación, deshace coágulos, contribuye a la eliminación de productos de desecho y elimina parásitos y gérmenes; asimismo, desbloquea obstrucciones y aporta claridad de percepción.

Aparte de estas acciones positivas, este sabor podría producir reacciones negativas si se utiliza en exceso en la alimentación diaria. Puede destruir óvulos y espermatozoides y generar debilidad sexual en ambos sexos; asimismo, podría inducir una sensación de quemazón, asfixia, desmayo y fatiga con sed y calor. Cuando da lugar a una agravación de pitta, puede originar diarrea, acidez y náuseas. El desequilibrio de vata causado por uso abusivo de este sabor podría ocasionar vértigo, temblores, insomnio y dolor muscular en las piernas. Problemas como la úlcera péptica, la colitis y diversos problemas cutáneos también podrían derivarse del exceso de este sabor.

Amargo

El sabor amargo, presente en el melón amargo, la cúrcuma, el diente de león, el aloe vera, la acedera, la alholva, el sándalo, el ruibarbo y el café constituye el sabor más ausente de la dieta estadounidense. Se compone de aire y éter y es de naturaleza fría, ligera y seca. Incrementa vata y reduce pitta y kapha. Aunque este sabor no resulta delicioso de por sí, potencia el sabor de otros sabores. Es antitóxico y destruye los gérmenes. Contribuye a aliviar la sensación de quemazón, el sarpullido, el desmayo y los problemas cutáneos persistentes; disminuye la fiebre y estimula la firmeza de la piel y los músculos. En pequeñas dosis puede mitigar los gases intestinales y actuar como un tónico digestivo. Ejerce una acción secante en el organismo y genera una reducción de la grasa, la médula ósea, la orina y las heces.

Un excesivo consumo de este sabor podría mermar el plasma, la sangre, los músculos, la grasa, la médula ósea y el esperma, lo cual puede originar debilidad sexual. Problemas como una sequedad y aspereza extremas, así como escualidez y fatiga podrían derivarse de un uso abusivo de este sabor. A veces incluso podría causar mareo y pérdida de conciencia.

Astringente

El plátano verde, la granada, los garbanzos, las judías verdes, los guisantes amarillos partidos, el quimbombó, el sello de oro, la cúrcuma, la semilla de loto, los germinados de alfalfa, la semilla de mango, el arjuna y el alumbre constituyen ejemplos de sabor astringente. Produce una típica sensación de sequedad en la garganta. Se compone de los elementos aire y éter, y es de naturaleza fría, seca y pesada. Tomado con moderación, apacigua pitta y kapha, pero excita vata. El sabor astringente absorbe el agua y genera sequedad en la boca, dificultad para hablar y estreñimiento. Contribuye a la sanación de úlceras y detiene el sangrado al favorecer la coagulación.

Un consumo excesivo de alimentos astringentes podría producir asfixia, estreñimiento absoluto, distensión, obstrucción de la voz, espasmos cardiacos y estancamiento circulatorio; también podría afectar al deseo sexual y mermar la cantidad de espermatozoides, así como dar lugar a una delgadez extrema, convulsiones, parálisis de Bell, parálisis por derrame cerebral y otros trastornos neuromusculares relacionados con vata.

EL EFECTO DE LOS SABORES EN LOS DOSHAS

Sabor	Vata	Pitta	Kapha
Dulce	↓	↓	↑
Ácido	↓	↑	↑
Salado	↓	↑	↑
Picante	↑	↑	↓
Amargo	↑	↓	↓
Astringente	↑	↓	↓

↑ = incrementa y puede producir agravación, ↓ = reduce y calma

Según el Ayurveda, los sabores usados de forma individual o en combinación con otros en la dosis apropiada equilibran todos los sistemas corporales y aportan felicidad y buena salud a todos los seres vivos; en cambio, cuando se usan de forma incorrecta pueden resultar sumamente perjudiciales. Por esta razón, conviene conocer los efectos normales y anómalos de estos seis sabores y usarlos adecuadamente en nuestros platos.

Virya, la energía fría o caliente

Cuando introduces en la boca una hierba medicinal o un alimento lo primero que experimentas es su sabor; a continuación —y en algunos casos de forma inmediata— sientes su energía caliente o fría en la boca o el estómago. Este cambio se debe a su acción o potente energía denominada virya.

Podemos establecer reglas generales por el modo en que «sentimos» un sabor en el cuerpo. Por ejemplo, el sabor dulce posee una energía fría a causa de su pesadez; esta acción desequilibra kapha y resulta agradable para pitta y vata. Existen algunas excepciones a esta regla. Por ejemplo, aunque la miel y la melaza sean dulces, su energía es caliente. Este efecto inesperado se denomina *prabhav*; del mismo modo, el sabor ácido suele ser de energía caliente, con la excepción de las limas que poseen una energía fría.

Vipaka, el efecto posdigestivo

El efecto final posdigestivo del sabor en el cuerpo, la mente y la conciencia se denomina vipaka. Los sabores dulce y salado tienen un vipaka dulce; el sabor ácido tiene un vipaka ácido y los sabores picante, amargo y astringente tienen un vipaka picante. Cuando conoces el sabor, la energía y el efecto posdigestivo de un alimento o hierba medicinal resulta sencillo comprender su acción en el organismo. Este conocimiento es esencial para la curación y los usos culinarios.

En resumen, la primera experiencia subjetiva de una sustancia en la lengua es el sabor (rasa); poco después, sientes una energía fría o caliente (virya); finalmente, la sustancia ejerce una acción en la orina, las heces y el sudor (vipaka). Por ejemplo, cuando un individuo consume guindilla, experimentará de inmediato su sabor picante y su energía caliente, y al día siguiente sentirá ardor en las heces y la orina.

Prabhav, la acción específica sin explicación

Prabhav tiene lugar cuando dos sustancias de sabor, energía y efecto posdigestivo similares muestran acciones completamente diferentes: no existe explicación de por qué ocurre esto y es un hecho que trasciende la lógica de los conceptos que acabamos de aprender. El *ghee* (mantequilla clarificada) resulta laxante cuando se toman dos cucharaditas junto con leche templada, pero estriñe en dosis menores, como media cucharadita, ¿por qué ocurre esto? La respuesta es prabhav. Todas las piedras preciosas, cristales y mantras contribuyen a la curación gracias a su prabhav.

Prabhav es la acción específica, dinámica y oculta de la conciencia presente en una sustancia.

Agni, el fuego digestivo

El concepto de la digestión es bastante singular en la medicina ayurvédica. Comienza con la preparación externa o cocción de los alimentos; los requisitos básicos para ello son un hogar, calor, combustible, aire, fuego, ollas, agua, alimentos y un agente organizador. Pues bien, estos mismos elementos son necesarios en la cocción interna o digestión.

El hogar lo representan los intestinos y el fuego es el agni. El combustible son los alimentos digeridos el día anterior que encienden el agni y la olla es el estómago. El agua es la secreción

gástrica, mientras que los granos simbolizan los alimentos ingeridos. La persona u organizador es el prana. El aire o ventilación
es samana (un subtipo de vata) que mantiene el fuego encendi-
do. El estómago (u olla) mantiene la comida en el fuego. El agua
de la olla (kapha) contribuye a la distribución uniforme del fuego en cada grano. La gran lumbre del hogar es el fuego central o
fuego digestivo. Los alimentos digeridos el día anterior aportan
energía a la pared intestinal para la liberación de enzimas digestivas; estas enzimas constituyen el combustible que alimenta al
agni. Pero sin el organizador (prana) nada de esto podría ocurrir.
El dibujo de la página siguiente constituye una explicación visual de este proceso.

La comida contiene energía solar que el cuerpo solo puede
utilizar a través de la digestión. El alimento externo ha de ser
transformado en sustancias absorbibles que nutran los tejidos;
diversas enzimas son responsables de este proceso de transformación en el cuerpo. El Ayurveda emplea el término agni para
describir el conjunto de estas enzimas y procesos metabólicos.
Sin el agni, sería imposible digerir ningún alimento o dato sensorial.

En su estado normal y equilibrado el agni hace posible la
supervivencia, la vitalidad y la buena salud. Nos proporciona la esencia vital (ojas), preserva el aliento de vida (prana) y produce el
resplandor de la buena salud en el cuerpo. Un individuo dotado
de un agni adecuado goza de longevidad y de una salud excelente; en cambio, cuando el agni no funciona correctamente, co-
mienzas a sentirte mal. Cuando este fuego vital se extingue, se
produce la muerte.

El agni central está situado en el estómago, cinco se ubican
en el hígado y existe un agni por cada uno de los siete tejidos
corporales, sumando un total de trece agnis que controlan todo
el proceso de la digestión y el metabolismo en un individuo.

LA RELACIÓN ENTRE EL FUEGO O AGNI INTERNO Y EXTERNO

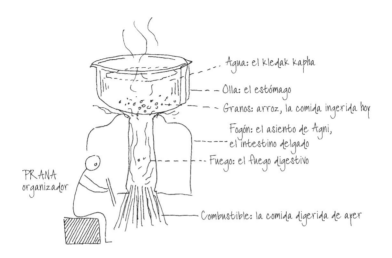

Agua: el kledak kapha

Olla: el estómago

Granos: arroz, la comida ingerida hoy

Fogón: el asiento de Agni, el intestino delgado

Fuego: el fuego digestivo

PRANA organizador

Combustible: la comida digerida de ayer

Diversos factores, como un estilo de vida y una alimentación perjudiciales, malas combinaciones de alimentos y emociones reprimidas pueden agravar los doshas. A su vez, esto perturba el agni y el resultado es una digestión deficiente de los alimentos. Estos alimentos no digeridos se convierten en una sustancia mórbida, tóxica y pegajosa denominada *ama*.

El ama es la causa de múltiples enfermedades. La presencia de ama en los diversos sistemas corporales produce fatiga y una sensación de pesadez. Puede originar estreñimiento, indigestión, gases y diarrea. En ocasiones, genera mal aliento, mal sabor de boca y confusión mental. La lengua se cubre de una capa gruesa (¡comprueba este punto delante del espejo!), y puede producir dolor generalizado y agarrotamiento. Incluso los antojos suelen deberse al estado del agni.

Para conocer la cocina ayurvédica conviene considerar detalladamente el concepto de agni. Según la naturaleza del agni de una persona, han de utilizarse condimentos, hierbas aromáticas y encurtidos específicos que contribuyan a activar el agni y mejoren la calidad de la digestión. Dependiendo del estado de los doshas, el agni será equilibrado, irregular, o bien demasiado alto o demasiado bajo.

LOS TIPOS DE AGNI

Sama agni	equilibrado; tridóshico
Vishama agni	irregular; generalmente asociado con vata
Tikshna agni	híper; generalmente asociado con pitta
Manda agni	hipo; generalmente asociado con kapha

Sama agni (metabolismo equilibrado)

Cuando todos los doshas están en equilibrio de acuerdo con la constitución individual, el agni se mantiene en un estado de equilibrio y se produce un metabolismo equilibrado. En este estado una persona es capaz de digerir alimentos en cantidad y calidad razonables sin señales ni síntomas adversos. Se trata de un estado de salud perfecta. Ni los alimentos ni las estaciones ni los hábitos alteran a los individuos dotados con el don de *sama agni*. Están bendecidos con una buena salud y longevidad. Tienen una mente silenciosa, tranquila y amorosa, así como dicha y gran claridad de conciencia. Una salud estable, un excedente de *ojas*, *tejas* y *prana*, junto con una buena inmunidad son las virtudes de este tipo de agni.

Vishama agni (metabolismo irregular)

A consecuencia de la agravación de vata, el agni puede experimentar cambios radicales: se vuelve errático y genera digestiones variables, distensión abdominal, estreñimiento y dolor cólico. A veces, puede ocasionar diarrea, una sensación de pesadez después de la comida y gorgoteo intestinal. Asimismo, puede experimentarse sequedad de piel, crujido de articulaciones, ciática, dolor en la espalda baja, insomnio, temor y ansiedad crónicos. La persona afectada puede tener fuertes deseos de alimentos fritos. La cualidad fría de vata ralentiza el agni y la cualidad móvil lo vuelve fluctuante, lo que da lugar a un metabolismo irregular. Al final, se genera ama, que es visible en la lengua como una capa parduzca tirando a negra. Diversos trastornos vata como sequedad bucal, recesión de encías y espasmos musculares pueden manifestarse en el estado de *vishama agni*.

Tikshna agni (hipermetabolismo)

Debido a los atributos caliente, agudo y penetrante de pitta, el incremento de este dosha puede intensificar el agni y generar hipermetabolismo. En este estado, la persona afectada siente deseos frecuentes de tomar grandes cantidades de comida. Después de la digestión, se produce sequedad de garganta, labios y paladar, así como acidez de estómago. También puede experimentar sofocos e hipoglucemia. Las cualidades líquida, ácida y caliente de pitta podrían producir hiperacidez, colitis y disentería, así como dolor de hígado, náuseas, vómitos y otros trastornos inflamatorios. En algunos individuos *tikshna agni* puede generar ira, odio y envidia. La persona afectada se vuelve crítica con todo, y puede tener fuertes deseos de dulces, galletas y chocolate. Según el Ayurveda, numerosas enfermedades relacionadas con pitta tienen su origen en tikshna agni.

Manda agni (hipometabolismo)

Las moléculas de agua y tierra del dosha kapha son pesadas, lentas y frías, lo cual inhibe las propiedades ligeras, agudas y calientes del agni. En consecuencia, el agni se vuelve lento y apático dando lugar a un metabolismo lento. La persona afectada por este tipo de agni no es capaz de digerir adecuadamente ni siquiera una comida normal. Incluso sin comer nada siente pesadez de estómago, frío, congestión y tos. Pueden manifestarse síntomas como salivación excesiva, falta de apetito, náuseas y vómitos mucosos, así como también edema, obesidad, hipertensión y diabetes. Se produce aletargamiento, un sueño excesivo y una piel fría y húmeda. El individuo experimenta debilidad general. En el ámbito mental puede haber apego, codicia y posesividad. La persona afectada puede tener fuertes deseos de comida caliente, fuerte, seca y picante. Casi todas las enfermedades relacionadas con kapha tienen su origen en *manda agni*.

El proceso de la digestión

Resulta útil comprender el proceso de la digestión, que se inicia en la boca al masticar los alimentos. Gracias a la masticación la comida se vuelve blanda, líquida, templada y fácil de tragar; la saliva (*bodhaka kapha*) desempeña un papel importante en esta fase. A continuación, el bolo alimenticio pasa al estómago y, durante los siguientes 90 minutos, las secreciones mucosas de *kledaka kapha* lo licúan y descomponen en partículas reducidas. La comida adquiere un sabor dulce y te sientes lleno y satisfecho. En esta etapa el sabor dulce penetra en el plasma y eleva el nivel de azúcar.

Durante los 90 minutos siguientes la comida se vuelve ácida en el estómago debido a la secreción de ácido clorhídrico (*pachaka pitta*). Las secreciones mucosas mencionadas anteriormente protegen las paredes del estómago del ardor de pitta. El sabor ácido se compone de los elementos fuego y tierra. El elemento fuego de pitta contribuye a la digestión y aligera un poco el estómago. Los alimentos se ablandan y licúan todavía más, lo cual permite la digestión y absorción a través del estómago de ciertas moléculas ligeras de material alimenticio. El sabor ácido penetra en el plasma.

Al cabo de tres horas, el píloro se abre por la acción de samana, un subtipo de vata, y el estómago se vacía al pasar su contenido al duodeno, la primera parte del intestino delgado. La bilis del hígado y la vesícula —otra forma de pitta— se mezcla con los alimentos y los vuelve salados debido a las sales biliares. Los alimentos, que eran ácidos en el estómago, al mezclarse con bilis (base) se vuelven neutrales y adquieren un sabor salado, ya que la mezcla de ácido y base produce sal y agua. La masa alimenticia se transforma en un líquido salado. Los elementos agua y fuego del sabor salado favorecen la absorción. El sabor salado penetra en el plasma. Este sabor continúa hasta que la comida pasa al yeyuno, la parte media del intestino delgado.

En la segunda parte del yeyuno otro «fuego» de pitta del intestino delgado vuelve picante el material alimenticio. Los elementos fuego y aire del sabor picante mejoran la digestión y asimilación en el yeyuno. Los alimentos permanecen en el intestino delgado durante aproximadamente dos horas y media. El sabor picante penetra en la sangre y el plasma, lo cual potencia el calor.

Despúes de la digestión en el intestino delgado, el material alimenticio pasa al ciego, el principio del intestino grueso, donde recibe una cualidad amarga. Los elementos aire y espacio de este sabor favorecen el movimiento; estos elementos controlan igualmente la absorción de minerales. El sabor amargo penetra en el plasma.

Por último, la mezcla alimenticia llega al colon ascendente. En esta fase el sabor astringente se vuelve dominante y solidifica las heces gracias a los elementos tierra y aire. La penetración del sabor astringente en el plasma hace que el individuo se sienta ligero. Una combinación de vata y pitta establece la distinción entre el material esencial y el no esencial. Los sabores amargo y astringente contribuyen a mejorar la absorción y estimulan el movimiento del colon por medio de *apana*, un subtipo de vata. Cuando los residuos sólidos llegan al recto, vata estimula el peristaltismo (contracciones musculares) para la evacuación de las heces.

La totalidad del proceso digestivo requiere entre seis y ocho horas, y los alimentos van atravesando diferentes fases que coinciden con los cambios de los sabores. Sin embargo, la digestión no concluye con el proceso de absorción que tiene lugar en el colon. Una digestión sumamente sutil continúa durante el proceso de nutrición de las células del plasma, la sangre, la grasa, los músculos, los nervios y el sistema reproductor. Con la ayuda de otro «fuego» o agni de pitta, en el ámbito celular los alimentos digeridos se transforman en la energía pura de la conciencia y alimentan la mente.

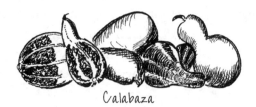

Calabaza

CAPÍTULO 4

LA COMBINACIÓN DE LOS ALIMENTOS

No es de extrañar que hoy en día se comercialicen tantos suplementos digestivos y dietéticos para el estómago, así como píldoras que frenan los gases y la indigestión. Es probable que la mayor parte de estos trastornos tengan su origen en una mala combinación de los alimentos. Se trata de un asunto que es objeto de un gran debate debido al creciente interés por la alimentación y las numerosas teorías existentes sobre el tema.

El Ayurveda, una antigua ciencia de curación holística, ofrece un enfoque lógico para determinar una alimentación correcta basada en los elementos que forman la constitución individual: vata, pitta y kapha. Este abordaje difiere bastante de la visión moderna de una dieta equilibrada, basada en la ingesta de diversos grupos de alimentos. El Ayurveda sostiene que la comprensión del individuo es la clave para encontrar una alimentación verdaderamente equilibrada. Nos enseña que el fuego gástrico o agni del estómago y el intestino constituye la principal vía de acceso por la que los nutrientes penetran en los tejidos y alimentan las células individuales a fin de mantener las funciones vitales. Una digestión adecuada está estrechamente relacionada con la potencia del agni (fuego gástrico). El nutricionista debería tener en cuenta los cuatro tipos de agni (véase «los tipos de agni» en la pág. 58) al hacer sus propuestas alimenticias.

Según el Ayurveda, cada alimento tiene su propio sabor (rasa), una energía caliente o fría (virya) y un efecto posdigestivo (vipaka). Algunos también presentan prabhav, un efecto que no tiene explicación. De modo que aunque es cierto que el agni individual determina en gran medida lo bien o mal que se digieren los alimentos, las combinaciones de los alimentos tienen también una gran importancia. La combinación de dos o más alimentos de diferente sabor, energía y efecto posdigestivo, puede sobrecargar el agni, inhibir la secreción de enzimas, y dar como resultado la producción de toxinas. Sin embargo, estos mismos alimentos consumidos por separado podrían estimular el agni, digerirse rápidamente e incluso contribuir a la eliminación del ama.

Una mala combinación puede ocasionar indigestión, fermentación, putrefacción, formación de gases y, si se prolonga en el tiempo, puede conducir a un estado de toxemia y originar enfermedades. Por ejemplo, consumir plátanos con leche puede reducir el agni, modificar la flora intestinal, producir toxinas y causar congestión nasal, frío, tos y alergias. Aunque ambos alimentos comparten el sabor dulce y la energía fría, su efecto posdigestivo es bien diferente: en los plátanos es ácido, mientras que en la leche es dulce. Esto crea confusión en el sistema digestivo y puede ocasionar toxinas, alergias y otros desajustes.

Igualmente, la leche y el melón no deben consumirse juntos. Si bien ambos tienen una energía fría, la leche es laxante y el melón diurético; además, la leche necesita más tiempo para digerirse y el jugo gástrico que se requiere para digerir el melón corta la leche; por esta razón, el Ayurveda desaconseja consumir leche junto con alimentos ácidos.

Estas combinaciones incompatibles no solo alteran la digestión, sino también crean confusión en la inteligencia celular, lo cual puede derivar en diferentes enfermedades.

Antes de afirmar: «Esto es DEMASIADO complicado, ¿cómo voy a llegar a entenderlo?», conviene que conozcas algunas pautas útiles que sirven como introducción a estos conceptos, y recuerda que el Ayurveda es un firme defensor de ir avanzando con paso lento pero seguro.

Podría interesarte introducirte en el arte de la combinación de los alimentos *tomando la fruta sola*, ya que un gran número de frutas generan un «vino» ácido e indigerible en el estómago cuando se consumen junto con otros alimentos. Una vez hayas implementado este cambio en tus hábitos de alimentación, prueba otras sugerencias enumeradas abajo. Como regla general, evita consumir grandes cantidades de alimentos crudos y cocinados al mismo tiempo o comida recién hecha mezclada con sobras.

Existen varios factores que pueden ayudar a reducir el posible efecto de una mala combinación.

- Un fuego digestivo fuerte (si tenemos esa suerte) constituye la herramienta más poderosa para gestionar las «malas» combinaciones.
- La adición de diferentes cantidades de ingredientes en una combinación puede resultar de gran ayuda. Por ejemplo, consumir la misma cantidad *por peso* de ghee y miel es una combinación desaconsejada —el ghee es frío y la miel caliente—, mientras que mezclarlos en una proporción de 2 a 1 no resulta tóxico. ¿La razón de esto? Prabhav, lo inexplicable.
- En la cocina ayurvédica suele recomendarse agregar especias y hierbas aromáticas a los alimentos para contribuir a hacerlos compatibles o suavizar un efecto potente, como al condimentar una comida sumamente picante con refrescante cilantro.

COMBINACIONES INCOMPATIBLES[a]

No mezcles:	con:
Judías	fruta, queso, huevos, pescado, leche, carne, yogur
Huevos	fruta, especialmente melón o sandía; judías, queso, pescado, kitchari, LECHE[b], carne, yogur
Fruta	Como regla general, con ningún otro alimento (existen excepciones como ciertas combinaciones cocinadas, así como los dátiles y la leche que tienen los mismos rasa, virya y vipaka)
Granos	fruta, tapioca
Miel[c]	Mezclada con la misma cantidad de ghee por peso (p. ej. 1 cucharadita de miel con 3 cucharaditas de ghee); miel hervida o cocinada
Bebidas calientes	Mangos, queso, pescado, carne, féculas, yogur
Limón	pepinos, leche, tomates, yogur
Melón-sandía	NADA, especialmente lácteos, huevos, fritos, cereales, féculas. Más que ninguna otra fruta, el melón o la sandía han de consumirse solos
Leche	PLÁTANOS, tomates cherries, melón y sandía, frutas ácidas; pan con levadura, pescado, kitchari, carne, yogur
Solanáceas (patata, tomate, berenjena)	melón, pepino, lácteos
Rábano	plátanos, uvas pasas, leche
Tapioca	fruta, especialmente el plátano y el mango; judías, uvas pasas, panela
Yogur	fruta, queso, huevos, pescado, bebidas calientes, carne, LECHE, solanáceas

a. Estas pautas no pretenden constituir una lista exhaustiva. Debe recordarse que una alimentación ayurvédica correcta ha de considerar el valor nutricional, la constitución, las estaciones, la edad y cualquier enfermedad.

b. Los alimentos en MAYÚSCULA señalan las combinaciones más perjudiciales.

c. Según la antigua literatura ayurvédica, la miel nunca debe cocinarse, ya que al calentarla sus moléculas se convierten en una goma no homogeneizada que se adhiere a las membranas mucosas y obstruye canales sutiles produciendo toxinas. Mientras que la miel cruda es un auténtico néctar, cuando se cocina se convierte en veneno.

- Si llevamos consumiendo ciertas combinaciones de alimentos durante muchos años, como por ejemplo queso con manzana, es probable que el cuerpo se haya adaptado o acostumbrado a ellas. Aunque esto no implica que deberíamos seguir con esta práctica, sí explica la razón por la que alguien que coma queso con manzana por primera vez podría experimentar una fuerte indigestión, mientras que el «veterano» digiere esta mezcla sin problema.

- Los antídotos, como la adición de cardamomo al café o ghee y pimienta negra a las patatas, suelen contribuir a aliviar en parte los efectos negativos de ciertos alimentos (el café es estimulante y en última instancia ejerce un efecto depresor y las patatas causan gases).

- Cuando se cocinan juntos en la misma olla alimentos que poseen diferentes cualidades posiblemente agravantes, como en una menestra de verduras, los distintos ingredientes tienden a armonizarse. El uso de especias y hierbas aromáticas adecuadas también contribuye a esta armonización.

- Consumir alimentos «mal» combinados de vez en cuando no suele alterar demasiado la digestión.

ALGUNOS CONSEJOS ÚTILES PARA FAVORECER LA DIGESTIÓN:

- Consume ½ cucharadita de jengibre fresco rallado con una pizca de sal antes de las comidas para estimular el agni.
- La sal, además, favorece la digestión y la retención de líquidos.
- Los álcalis contribuyen a la digestión y regulan el fuego gástrico.
- El ghee estimula el agni y mejora la digestión.

- Tomar pequeños sorbos de agua templada durante la comida contribuye a la digestión y absorción de los alimentos. No bebas agua helada, ya que debilita el agni y la digestión; de hecho, el agua helada no debe tomarse bajo ninguna circunstancia, ya que resulta demasiado impactante para el organismo.
- Una masticación adecuada resulta esencial para una buena digestión y asegura que los alimentos se mezclen bien con la saliva.
- Tomar una taza de lassi al final de la comida también ayuda al proceso digestivo. Prepáralo mezclando ¼ de taza de yogur con 2 pizcas de jengibre y comino en polvo en 1 taza de agua.
- Lo ideal es llenar el estómago con un tercio de comida y un tercio de líquido; el otro tercio restante debería quedar vacío.

CAPÍTULO 5

ORGANIZAR LA COCINA Y LA DESPENSA AYURVÉDICAS

Antes de comenzar a cocinar las recetas ayurvédicas de este libro te interesará disponer de algunos alimentos, especias y utensilios de uso común. Utiliza la lista que aparece a continuación como una guía para ir creando una cocina ayurvédica. Uno de los beneficios de esta alimentación consiste en que muchos de los ingredientes básicos son secos y descansan felizmente en las baldas de tu cocina, de modo que cuando tengas seis invitados inesperados para cenar, siempre podrás preparar un plato ayurvédico.

Lleva a cabo cualquier acción relativa a la comida de manera amorosa, respetuosa y sagrada. Ya estés cultivando un alimento, seleccionándolo en el supermercado o preparándolo para cocinarlo, la cantidad de conciencia amorosa y respeto que le ofrezcas se trasmitirá con exactitud tanto a él como a los estómagos que lo digieran. La comida preparada con amor puede producir resultados verdaderamente sanadores para todo el mundo.

UTENSILIOS NECESARIOS EN LA COCINA AYURVÉDICA

- Una sartén de hierro fundido (como mínimo)
- Una sartén para chapatis, si es posible poco profunda
- Dos o tres cacerolas medianas con tapa; lo ideal es que sean de acero inoxidable

- Una olla sopera con tapa, también de acero inoxidable
- Un cazo de metal para derretir el ghee
- Una olla profunda para freír; lo ideal es que sea de hierro fundido
- Una sartén gruesa con tapa
- Dos o tres cuencos de mezclar, jarra y cucharas medidoras
- Batidor de huevos manual
- Cuchara grande de metal y cucharón
- Batidora
- Rodillo para chapati, o de otra clase, y tabla de cortar

Especias básicas que necesitarás

(¡la cantidad es solo orientativa!)

[Las especias marcadas con » se encuentran en la sección *Hierbas medicinales*]

»Ajowan – 30 g (1 oz)

Asafétida – 1 lata (la mezclada, no la pura)

»Azafrán – 1 caja pequeña (1 g)

»Canela en polvo – 55 g (2 oz)

»Canela en rama – 55 g (2 oz)

»Cardamomo, entero – 30 g (1 oz)

»Cardamomo, molido – 30 g (1 oz)

Pimienta de Cayena – 30 g (1 oz)

Clavos enteros – 30 g (1 oz)

»Cúrcuma– 170-225 g (6-8 oz)

»Granos de mostaza negra – 115 g (4 oz)

»Hoja de laurel - 30 g (1 oz)

Hojas de curry – 1 paquete, frescas o secas

»Jengibre, seco – 55 g (2 oz)

Masala – 55 g (2 oz)

»Nuez moscada, molida o entera – 30 g (1 oz)

»Pimienta negra, entera – 30 g (1 oz)

»Pimienta negra, molida – 55 g (2 oz)

»Sal – 115 g (4 oz)

Semillas de alholva – 30 g (1 oz)
»Semillas de cilantro – 115 g (4 oz)
»Semillas de comino marrón, enteras – 115 g (4 oz)
»Semillas de comino marrón, molidas – 55 g (2 oz)
Semillas de comino negro – 30 g (1 oz)
»Semillas de eneldo – 30 g (1 oz)
»Semillas de hinojo- 115 g (4 oz)

Frutos secos y semillas

Almendras, enteras – 115 g (4 oz); fileteadas – 55 g (2 oz)
Cacahuetes, crudos y enteros – 115 g (4 oz)
Charoli (en establecimientos indios) – 115 g (4 oz)
Coco rallado – 225 g (½ lb)
Semillas de amapola, marrones o blancas – 55 g (2 oz)
Semillas de sésamo, marrón – 115 g (4 oz)

Aceites

Ghee - al menos 450 g (1 lb)
Girasol, cártamo, canola u otro, dependiendo de la constitución

Arroz y legumbres

Alubias carillas – 450 g (1 lb)
Alubias pintas – 450 g (1 lb)
Alubias rojas – 450 g (1 lh)
Arroz basmati blanco – 2,25 kg (5 lb)
Garbanzos – 450 g (1 lb)
Guisantes verdes secos – 450 g (1 lb)
Judía mungo entera – 450 g (1 lb)
Lentejas rojas – 450 g (1 lb)
Mung dal amarilla (judía mungo descascarillada y partida) – 900 g
    (2 lb)
Poha (arroz prensado) – 450 g (1 lb)

Tur dal (guandú partido) – 450 g (1 lb)
Urad dal (lentejas negras partidas) – 450 g (1 lb)

Cereales, harinas, etc.

Bicarbonato de sodio – 55 g (2 oz)
Harina integral de trigo – 900 g (2lb)
Sémola de arroz – 225 g (½ lb)
Sémola de trigo – 450 g (1 lb)
Harina común – 450 g (1 lb)
Harina de garbanzo – 450 g (1 lb)
Harina de maíz – 450 g (1 lb)
Tapioca – 450 g (1 lb)
Vermicelli indios, tostados – 1 paquete

Edulcorantes

Miel cruda – 225 g (½ lb)
Azúcar Sucanat, turbinado o panela – 450 g (1 lb)
Cualquier otro que se adapte a tu constitución

Fruta seca

Dátiles – 450 g (1 lb)
Kokam – 1 paquete

Ingredientes frescos

Cabeza de ajo 1
Cebollas
Cilantro
Guindillas verdes
Jengibre fresco – 85-115 g (3-4 oz)
Leche, yogur, buttermilk
Limas
Verduras frescas

CAPÍTULO 6

PLANIFICAR LOS MENÚS

Comidas invernales y veraniegas para vata, pitta y kapha

Dado que posiblemente muchos de los lectores no estén familiarizados con el Ayurveda, hemos pensado que sería útil proporcionar ejemplos de planificación de menús, así como ciertas pautas valiéndonos de algunas recetas*.

Una vez hayas integrado la información aquí expuesta, comenzarás a desarrollar menús apropiados a tu constitución, preferencias y estilo de vida. Al planificar una comida es importante prestar atención a los seis sabores —dulce, ácido, salado, picante, amargo y astringente—, así como a los grupos de alimentos**. Lo ideal es organizar las comidas del mediodía y la noche de modo que contengan los seis sabores. [La portada de este libro y su dibujo explicativo muestran una comida con los seis sabores]. Por ejemplo, en los menús de comida y cena propuestos seguidamente, se recomienda a menudo el consumo de lima o limón frescos, que pueden exprimirse sobre kitchari, verduras u otro plato principal y aporta el sabor ácido necesario para esas comidas.

---

* En los menús las recetas que aparecen en el libro se indican con mayúsculas; p. ej. Arroz con Azafrán.

** Estos menús han sido diseñados en correspondencia con los actuales grupos de alimentos establecidos por el Departamento de Agricultura de Estados Unidos.

Cuando comiences a crear tus propios platos te resultará útil revisar el capítulo dedicado a la combinación de los alimentos y tener presentes estos principios, especialmente el concerniente a consumir la fruta sola y esperar una hora antes de tomar cualquier otro alimento o bebida.

MENÚS INVERNALES VATA

Desayuno	Comida
Upma o Gachas de Trigo (G)* leche para las gachas si se desea (L) Chai o Infusión Desayuno, con edulcorante si se desea (O)	Chapati o Puri Especiado «Arroz Simple» (con sopa) (G) Subji de Zanahoria (V) Kitchari de Mung Dal (Vata) o Sopa de Tur Dal n.º 2 (C) Khir de Almendra o Arroz o Lassi Dulce (L) limón fresco (exprimido sobre el subji) (O) Chutney de Sésamo (O) Infusión Vata(O)
Tentempié	Cena
galletas de jengibre o sésamo (G) fruta dulce de estación (V) leche caliente con especias, especialmente positiva antes de acostarse (evitar en caso de haber comido huevo) (L) infusiones o café de cereales con leche (O)	Chapati o tortilla de trigo integral (G) boniato al horno con ghee (V) un huevo o semillas de girasol tostadas y molidas (sobre el boniato) (O) limón fresco (O) Cuadrados de Trigo (O) Infusión cena (O)

* (G) = granos, panes, cereales, arroces y pastas
(V) = verduras y frutas
(C) = carne y productos alternativos
(L) = lácteos, leche y productos lácteos
(O) = otros alimentos, condimentos, dulces y bebidas

MENÚS VERANIEGOS VATA

Desayuno	Comida
muffins o tortitas de avena con ghee (G)	Chapati (G)
fruta dulce de estación (consumida 1 hora antes de cualquier otra comida) (V)	Arroz con Azafrán (con el subji) (G)
Chai o Infusión Desayuno con edulcorante, si se desea (O)	Subji de Verduras (V)
	o
	Kitchari de Mung Dal (Vata) con ghee y cilantro (C)
	Lassi Dulce o infusión (L)
	limón o lima frescos (O)
	Chutney de Cacahuete (O)
	Infusión Comida o Lassi (O)
	(tomar la infusión 1 hora después del Lassi)
Tentempié	**Cena**
galletas de avena (G)	Subji de Espinacas o Quimbombó (V)
fruta dulce de estación (V)	Kitchari de Tapioca (C)
almendras remojadas y peladas (C)	(No deben tomarse cereales con este plato) (G)
leche caliente con especias, antes de acostarse (opcional) (L)	limón o lima frescos para el kitchari (O)
infusiones, p. ej. manzanilla o comino (O)	Khir de Boniato (O)
	Infusión Cena (O)

*(G) = granos, panes, cereales, arroces y pastas
(V) = verduras y frutas
(C) = carne y productos alternativos
(L) = lácteos, leche y productos lácteos
(O) = otros alimentos, condimentos, dulces y bebidas

MENÚS INVERNALES PITTA

Desayuno	Comida
Gachas de Trigo o avena (G) leche o ghee con las gachas, si se desea (L) Chai o Infusión Desayuno con sirope de arce u otro edulcorante, si se desea (O)	Chapati (G) «Arroz Simple» o Arroz con Azafrán (con bhaji) (G) Subji de Calabaza (V) Kitchari de Mung Dal (Pitta) o Bhaji de alubias rojas (C) Halva de Zanahoria y/o Lassi Pachak o infusión (O) un chorrito de lima (O) Chuthey de Cilantro (O) Infusión Comida o Lassi (tomar la infusión 1 hora después del Lassi) (O)
Tentempié	Cena
galletas de avena (G) manzana o pera dulces (V) leche de almendra caliente o leche caliente especiada con ghee y cúrcuma; lo ideal es tomarla ½ hora antes de acostarse (L)	Chapati o Puri (G) Subji de Patata n.º 1 (V) Sopa de Lentejas o tortilla de claras de huevo (M) un chorrito de lima (O) Infusión Agni (O)

*(G) = granos, panes, cereales, arroces y pastas
(V) = verduras y frutas
(C) = carne y productos alternativos
(L) = lácteos, leche y productos lácteos
(O) = otros alimentos, condimentos, dulces y bebidas

MENÚS VERANIEGOS PITTA

Desayuno	Comida
muffin de salvado de avena con ghee, o bien granola de avena o trigo (G) fruta de estación (V) (consumida 1 hora antes de cualquier otro alimento) leche para acompañar, si se desea (L) Chai de Menta o Infusión Agni (O)	Chapati (G) arroz basmati o «Arroz Simple» (G) Subji de Melón Amargo o de Judías Verdes, ensalada pequeña con aceite (V) Lassi Pachak (L) Lima fresca para las judías verdes (O) Chutney de Menta (O) Infusión Comida (tomar la infusión 1 hora después del Lassi) (O)
Tentempié	Cena
galletas de coco (G) fruta de estación (V) helado natural o leche fresca con agua de rosas (L) Chai de Menta o infusión de menta (O)	Chapati (G) Arroz Frito (G) Sopa de Verduras (V) semillas tostadas y molidas para esparcir por la sopa (C) lima fresca para la sopa (O) Infusión Cena (O)

*(G) = granos, panes, cereales, arroces y pastas
(V) = verduras y frutas
(C) = carne y productos alternativos
(L) = lácteos, leche y productos lácteos
(O) = otros alimentos, condimentos, dulces y bebidas

MENÚS INVERNALES KAPHA

Desayuno	Comida
crema de centeno o gachas de avena especiadas (G) o fruta compatible (V) Infusión Desayuno con miel (1 cucharadita) si se desea (O)	tortilla de maíz o pan de maíz (G) Subji de Repollo (con kitchari solamente) (V) Kitchari de Mung Dal (Kapha) o tofu y verduras (C) lima fresca (O) Chutney de Mango Verde (O) Infusión Kapha (O)
Tentempié	Cena
palomitas de maíz (sin sal ni mantequilla) o nachos sin sal con salsa mexicana (G) manzanas, peras u otra fruta compatible (V) 1 taza de una infusión compatible	pan de centeno sin levadura o crackers de centeno Poha con Patatas (V) Sopa de Maíz (C) (proteínas obtenidas de la combinación del maíz y el centeno) Chutney de Cilantro (O) Infusión Masala (O)

*(G) = granos, panes, cereales, arroces y pastas
(V) = verduras y frutas
(C) = carne y productos alternativos
(L) = lácteos, leche y productos lácteos
(O) = otros alimentos, condimentos, dulces y bebidas

MENÚS VERANIEGOS KAPHA

Desayuno	Comida
granola de mijo o avena hinchados (G) ½ taza de leche de cabra desnatada o de soja, si se desea (L) Infusión Kapha con 1 cucharadita de miel, si se desea (O)	pan de centeno sin levadura, o bien mijo o cebada cocinados y especiados (G) Subji de Judías Verdes (proteínas obtenidas de la combinación de las judías verdes y el cereal) (C) lima o limón frescos (O) Chutney de Zanahoria (O) Infusión Comida (O)
Tentempié	Cena
1 o 2 tortas de arroz (G) fruta o zumo compatible de estación (V) semillas de girasol tostadas sin sal (C) 1 taza de infusión; p. ej. jengibre, canela o menta (O)	ensalada verde con zumo de limón o lima (V) Kitchari de Tapioca (No deben tomarse cereales con este plato) (G) lima o limón frescos (O) Chutney de Cúrcuma (O) Infusión Agni (O)

*(G) = granos, panes, cereales, arroces y pastas
(V) = verduras y frutas
(C) = carne y productos alternativos
(L) = lácteos, leche y productos lácteos
(O) = otros alimentos, condimentos, dulces y bebidas

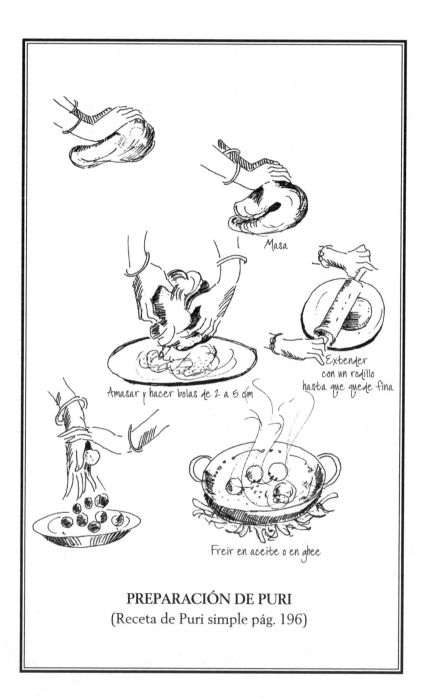

Masa

Amasar y hacer bolas de 2 a 5 cm

Extender
con un rodillo
hasta que quede fina

Freir en aceite o en ghee

PREPARACIÓN DE PURI
(Receta de Puri simple pág. 196)

CAPÍTULO 7

RECETAS

Consejos útiles sobre la cocina ayurvédica

Es posible que la cocina ayurvédica sea única en el mundo por su énfasis en la preparación y condimentación de platos lo más digestivos posibles, de magnífico sabor y gran valor nutritivo. El Ayurveda no establece una distinción clara entre las hierbas y especias usadas para mejorar el sabor y la digestibilidad, y las empleadas para curar, de modo que además de realzar el sabor de los alimentos, también aportan beneficios curativos. Y como se ha mencionado en el capítulo «Organizar la cocina y despensa ayurvédicas», el ingrediente más importante al cocinar todas estas recetas es el amor y el respeto que ofreces a los alimentos que preparas y sirves.

Las especias y hierbas aromáticas que aparecen en estas recetas se han incluido por diversas razones: realzar el sabor, estimular el fuego digestivo, aumentar la digestibilidad y la absorción, y contribuir a contrarrestar las malas combinaciones (véase el capítulo «La combinación de los alimentos»). Las cantidades de especias y hierbas sugeridas en cada receta están pensadas para que te sirvan de introducción y guía. La condimentación es intencionadamente suave a fin de adaptarla mejor a todas las constituciones. Una vez te hayas familiarizado con las recetas, tal vez te interese adecuar las cantidades a tus preferencias; tan solo has de tratar de mantener el equilibrio de las proporciones. *Si tuvieras la fortuna de probar algunos de los platos de Usha Lad, te percatarías de que, como mínimo, suele doblar la cantidad de los condimentos aquí sugeridos*. Como la mayoría de los buenos cocineros, Usha Lad cocina intuitivamente, más que guiándose por medidas precisas, y modifica la condimentación dependiendo de la estación, los comensales y otros factores.

Cuando estés listo para cocinar, te darás cuenta de que un gran número de recetas comienzan de un modo similar. Se calienta aceite o ghee a fuego medio en una cacerola gruesa y se saltean granos de mostaza negra y semillas de comino durante unos instantes hasta que empiezan a saltar. Estos «saltos» liberan el prana o energía vital de las semillas e incrementan su valor nutritivo. Después suele añadirse asafétida —la que se comercializa mezclada, no la pura—, la cual ayuda a disipar los gases causados por las judías o ciertas combinaciones. A continuación se incorporan otras semillas y hierbas, junto con la cebolla, el jengibre, las hojas de curry, etc. Las especias molidas se añaden al final debido a su tendencia a quemarse. Seguidamente, se echa el arroz o la verdura y se combinan bien con las especias. A estas alturas, tu cocina estará impregnada de los intensos aromas del salteado. A medida que te familiarices con los aderezos y las técnicas de cocina ayurvédica, tal vez desees adaptarlos a tus recetas favoritas.

En las recetas que contienen jengibre fresco se especifica que ha de pelarse y picarse fino. Si es muy fresco y tiene una piel delgada y suave, puedes lavarlo bien y rallarlo con la piel.

Las recetas incluyen explicaciones sobre los alimentos o procedimientos poco comunes, así como recomendaciones para doshas específicos; también se indican las características curativas especiales de cada plato. Al final del libro se facilita un glosario de los términos e ingredientes menos conocidos.

El editor

Sopas

En la cocina ayurvédica las sopas suelen tomarse junto con el plato principal. Por lo general, suelen contener judías, guisantes o lentejas especiadas y complementan al cereal (normalmente arroz) a fin de conseguir un plato sumamente digestivo y rico en proteínas.

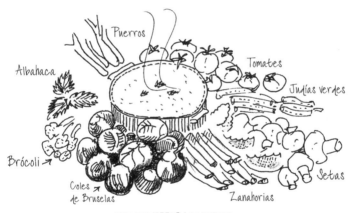

SOPA DE VERDURAS COCIDAS

Sopa de kokam

V↓ P↓ K↓   Resultan 4 raciones

9 piezas de kokam seco
4 tazas de agua
2 cucharadas de ghee
1 cucharadita de semillas de
    comino
4 hojas de curry, frescas o secas
1 cucharada de hojas de cilantro
    fresco, picado
2 hojas de laurel

2 cucharadas de harina de
    garbanzo
¼ de cucharadita de canela
2 pizcas de pimienta de Cayena o
    pimienta negra
¼ de cucharadita de clavos
    molidos
¾ de cucharadita de sal
1 cucharada de panela o azúcar
    Sucanat

Deja en remojo la fruta seca en una de las tazas de agua durante 10-20 minutos. A continuación, apriétala varias veces dentro del agua y sácala. Calienta una cacerola hasta alcanzar una temperatura media-caliente y añade el ghee, las semillas de comino, las hojas de curry, el cilantro y las hojas de laurel. Remueve hasta que las semillas comiencen a saltar. Vierte el agua de remojo junto con otras dos tazas de agua.

Combina la harina de garbanzo con la última taza de agua hasta obtener una mezcla homogénea y añádela a la sopa. Remueve para evitar que se formen grumos. Agrega la canela, la pimienta de Cayena, el clavo, la sal y la panela. Remueve y cocina a fuego lento durante 5 minutos.

No guardes la sopa en un recipiente de metal (excepto si es de acero inoxidable), ya que el ácido de la fruta reaccionará con el metal y estropearía la sopa.

El kokam está disponible en los establecimientos indios. Se trata de una fruta ácida de energía caliente que estimula el fuego gástrico y

La receta continúa→

depura el organismo de toxinas (ama). Es también un excelente purificador de la sangre. Antes de la comida constituye un buen aperitivo y después de esta resulta digestiva, ¡pero no debe tomarse para desayunar!

La sopa es apta para pitta y kapha siempre que no consuman más de una taza.

Usos medicinales: resulta favorable para la diarrea, el corazón, la hinchazón, las hemorroides y las lombrices intestinales. También puede actuar como agente antialérgico en caso de sarpullido.

Sopa de maíz

V↓ P↓ K↓   Resultan 4 raciones

5 mazorcas frescas de maíz	2 cucharadas de ghee
5 tazas de agua	1 cucharadita de semillas de
1 trozo de 2,5 cm (1 pulgada) de	comino
jengibre fresco, pelado y	½ cucharadita de garam
picado fino	masala
1 cucharada colmada de hojas de	¼ de cucharadita de pimienta
cilantro, picadas	negra
¼ de taza de agua	1 pizca de sal

Separa los granos de maíz de las mazorcas hasta llenar alrededor de 4 tazas. Introduce el maíz en una batidora junto con 2 tazas de agua y procesa hasta obtener una textura cremosa. Vierte la crema en un cuenco y reserva.

Introduce el jengibre, el cilantro y ¼ de taza de agua en la batidora y procesa durante 1 minuto.

Calienta una olla sopera a fuego medio y añade el ghee y las semillas de comino. Cuando las semillas comiencen a saltar, agrega el garam masala. A continuación, incorpora las especias procesadas, la crema de maíz y la pimienta negra.

Añade el resto de agua y mezcla bien.

Cocina a fuego lento, sin tapar, alrededor de 15-20 minutos hasta que los ingredientes se ablanden, removiendo de vez en cuando. Sazona antes de servir.

Decora con hojas de cilantro y pimienta negra al gusto.

Esta sopa constituye un buen desayuno.

La sopa de maíz equilibra el tridosha, pero a largo plazo resulta secante para vata, por ello se recomienda un consumo ocasional para las personas con predominio de este dosha. Por su parte, pitta

La receta continúa→

puede consumirla con moderación; el cilantro contribuye a eliminar parte del calor que podría afectarlo.

Usos medicinales: resulta favorable para las personas que tienen el colesterol alto o sufren de obesidad, siempre que se cocine sin ghee.

Sopa de judía mungo

V↓ P↓ K↓   Resultan entre 4 y 6 raciones

1 taza de judías mungo enteras
5-6 tazas de agua
2 cucharadas de aceite de cártamo
1 cucharadita de semillas de comino
1 cucharadita de granos de mostaza negra

1 pizca de asafétida
2 dientes de ajo grandes, picados
5 hojas de curry, frescas o secas
1 puñado pequeño de hojas de cilantro, picadas
½ cucharadita de cúrcuma
½ cucharadita de masala
½ cucharadita de sal

Lava las legumbres dos veces y déjalas en remojo durante la noche en abundante agua. Escurre.

Introdúcelas en una olla sopera junto con 4 tazas de agua y lleva a ebullición. Remueve de vez en cuando para evitar que se peguen. Cocina a fuego medio, sin tapar, durante 30 minutos.

Añade otra taza de agua y sigue cocinando durante otros 15-20 minutos o hasta que las judías se ablanden. Reserva.

Calienta el aceite en un cazo o sartén hasta alcanzar una temperatura media y agrega los granos de mostaza, las semillas de comino y la asafétida. Cuando las semillas comiencen a saltar, incorpora el ajo y dóralo un poco.

Añade las hojas de curry, el cilantro, la cúrcuma y el masala. Combínalos enérgicamente. Incorpora la mezcla a la sopa, sazona y agrega algunas o todas las tazas de agua restantes, dependiendo del espesor que desees.

Lleva a ebullición durante 2 minutos y sirve.

La judía mungo es un alimento dulce y astringente de energía fría. Esta sopa constituye una combinación energética y rica en proteínas cuando va acompañada de arroz y chapatis. Se trata de un plato fácil de digerir que resulta ligero para las personas que sufren de

La receta continúa →

indigestión y equilibra los tres doshas. Pueden tomarse una o dos tazas con la comida principal. La asafétida previene la formación de gases por efecto de las judías.

Usos medicinales: resulta favorable para la fiebre o los problemas oculares.

Sopa de lentejas rojas

V↓ P↓ K↓   Resultan entre 4 y 6 raciones

1 taza de lentejas rojas
5 tazas de agua
2 cucharaditas de aceite de cártamo
1 cucharadita de semillas de comino
1 cucharadita de granos de mostaza negra
1 pizca de asafétida
2 dientes grandes de ajo, picados
5 hojas de curry, frescas o secas
1 puñado pequeño de hojas de cilantro, picadas
½ cucharadita de cúrcuma
1 cucharadita de masala
½ cucharadita de sal

Lava las legumbres dos veces y déjalas en remojo durante la noche en abundante agua. Escurre.

Introdúcelas en una olla sopera junto con 4 tazas de agua y lleva a ebullición. Cocina a fuego medio, sin tapar, durante 30 minutos. Remueve de vez en cuando para evitar que se peguen.

Añade otra taza de agua y sigue cocinando durante otros 15-20 minutos o hasta que las lentejas se ablanden. Reserva.

Calienta el aceite en un cazo o sartén hasta alcanzar una temperatura media y agrega los granos de mostaza, las semillas de comino y la asafétida. Cuando las semillas comiencen a saltar, incorpora el ajo y dóralo un poco.

Añade las hojas de curry, el cilantro, la cúrcuma y el masala. Combínalos enérgicamente. Incorpora la mezcla a la sopa, sazona y agrega algunas o todas las tazas de agua restantes, dependiendo del espesor que desees.

Lleva a ebullición durante 2 minutos y sirve con arroz y chapati u otro tipo de pan.

Aunque se trata de una sopa tridóshica, sus cualidades secas y ligeras podrían estimular vata, de modo que las personas con predominio de este dosha no deben consumirla más de dos veces por

La receta continúa→

semana. Gracias a la condimentación, este plato resulta adecuado para pitta.

Saltear el ajo contribuye a evitar la formación de gases.

El masala puede encontrarse en la mayor parte de las tiendas de especias o también puedes hacerlo tú mismo siguiendo la receta incluida en el libro.

Usos medicinales: resulta favorable para la gripe y la diarrea. Las lentejas rojas constituyen una buena fuente de hierro, por lo que son formadoras de sangre y depuran el hígado.

Sopa de verduras

V↓ P↓ K↓   Resultan 4 raciones

4 tazas de verduras variadas (zanahorias, judías verdes, calabaza, etc.)
8 tazas de agua
1 cucharadita de semillas de comino
6 granos de pimienta enteros
1 trozo de 2,5 cm (1 pulgada) de canela
10 clavos
10 vainas de cardamomo
2 cucharadas de ghee
½ cucharadita de sal

Lava y corta las verduras en trocitos.

Introduce las verduras y el agua en una olla sopera grande, tapa y cocina a fuego medio hasta que las verduras se ablanden. Reserva en un cuenco.

Entretanto, tritura las semillas de comino, los granos de mostaza, la canela, el cardamomo y los clavos en un mortero o una batidora hasta obtener un polvo fino.

Calienta una olla sopera a fuego medio, agrega el ghee y a continuación las especias molidas. Saltea unos instantes, teniendo cuidado de que no se quemen.

Agrega las verduras y 4 tazas del caldo y hierve durante 2 minutos. Sazona y sirve.

Cada verdura ejerce un efecto calmante o estimulante específico en los doshas cuando se consumen solas. Por ejemplo, las zanahorias apaciguan vata y kapha, pero podrían agravar pitta debido a su cualidad calorífica. Al cocinar las verduras juntas con la condimentación propuesta se consigue una sopa tridóshica, positiva para todas las constituciones.

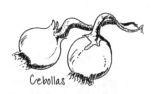

Cebollas

Sopa de espinacas

V↑↓ P↑ K↓ Resultan 4 raciones

1 manojo grande de espinacas (alrededor de 4 tazas ya picadas)
5 tazas de agua
½ guindilla verde, picada
1 trozo de 3,5 cm (1 pulgada y media) de jengibre fresco, pelado y picado fino
1 manojo pequeño de hojas de cilantro fresco

½ taza de agua
2 cucharadas de ghee
1 cucharadita de semillas de comino
1 cucharadita de granos de mostaza negra
1 pizca de asafétida
4 hojas de curry, frescas o secas
½ cucharadita de sal
pimienta negra molida

Retira los tallos de las espinacas y a continuación lava y corta las hojas.

Introduce las espinacas en una batidora junto con 4 tazas de agua y procesa durante 2 minutos a velocidad media. Saca la crema de espinacas de la batidora.

Coloca ½ taza de agua, la guindilla, el jengibre y el cilantro en la batidora y procesa hasta obtener una consistencia líquida.

Calienta una olla sopera a fuego medio y agrega el ghee, las semillas de comino, los granos de mostaza y las hojas de curry. Cocina unos instantes hasta que las semillas comiencen a saltar.

Vierte las especias licuadas, el puré de espinaca, la sal y la última taza de agua, y remueve bien. Lleva a ebullición y cocina a fuego lento, sin tapar, durante 10-15 minutos.

Condimenta con pimienta negra al gusto al servir la sopa.

Las espinacas cocinadas son astringentes y ácidas, de energía caliente y vipaka dulce. Cuando se consumen solas estimulan pitta, pero apaciguan vata y kapha si se usan con moderación. Se trata de un alimento pesado que puede producir gases y estreñimiento si no se

La receta continúa→

digiere correctamente. Esta sopa de espinacas con la condimentación propuesta constituye un buen digestivo apto para todos los doshas que puede consumirse de vez en cuando debido a sus propiedades medicinales. Pitta debería tomarla con moderación.

Usos medicinales: esta sopa resulta favorable para el asma, contribuye a la formación de sangre y es descongestiva. Las espinacas están desaconsejadas para pacientes que padezcan cálculos renales y biliares o gota y edema, ya que favorecen la retención de líquidos.

Sopa de tomate

V↓ P↑↓ K↓   Resultan 4 raciones

3 tomates grandes

4 tazas de agua

1 cucharada de coco rallado, sin endulzar

1 trozo de 3,5 cm (1 pulgada y media) de jengibre, pelado y picado fino

1 diente de ajo, pelado y picado

½ guindilla verde pequeña, picada

1 manojo pequeño de hojas de cilantro fresco

½ taza de agua

2 cucharadas de ghee

1 cucharadita de granos de mostaza negra

1 cucharadita de semillas de comino

4 hojas de curry, frescas o secas

¼ de cucharadita de canela

¾ de cucharadita de sal

½ taza de agua

1 cucharada de panela u otro edulcorante

Lava los tomates enteros e introdúcelos en una olla sopera junto con 4 tazas de agua. Tapa y cocina hasta que los tomates se ablanden y la piel se desprenda con facilidad.

Deja que se enfríen un poco y extrae la piel. Deposita los tomates y el agua de cocción en una batidora y procesa hasta obtener una textura suave. Saca la crema de la batidora.

A continuación, introduce el coco, el jengibre, el ajo, la guindilla y el cilantro con ½ taza de agua. Procesa hasta obtener una consistencia líquida.

Calienta una olla sopera a fuego medio y añade el ghee, las semillas de comino, los granos de mostaza y las hojas de curry. Remueve hasta que las semillas comiencen a saltar y a continuación agrega la mezcla de coco.

Cocina unos instantes e incorpora la crema de tomate, la canela, la sal, el azúcar y la media taza de agua restante. Lleva a ebullición, tapa y apaga el fuego.

La receta continúa→

Esta sopa podría agravar pitta debido a sus propiedades ácidas y caloríficas, de modo que las personas con predominio de este dosha no deberían consumirla más de una o dos veces por semana. Si bien los tomates alteran el equilibrio tridóshico cuando se consumen solos, en esta receta ejercen el efecto contrario y resultan tridóshicos. Este plato resulta digestivo, laxante y calma vata y pitta. Las personas que padezcan cálculos renales, cálculos biliares y gota no deberían consumir ni tomates ni ninguna otra solanácea.

Sopa de tur dal n.º 1

V↓ P↓ K↓   Resultan entre 4 y 6 raciones

1 taza de tur dal	1 cucharadita de granos de
9 tazas de agua	mostaza negra
½ cucharadita de cúrcuma	1 cucharadita de semillas de
2 pizcas de asafétida	comino
1 cucharada de ghee	½ cucharadita de sal

Lava el tur dal dos veces.

Introduce las legumbres, 4 tazas de agua, la cúrcuma y la asafétida en una olla sopera y cocina a fuego medio, sin tapar, durante 30 minutos. Remueve de vez en cuando para evitar que se peguen.

Después de 30 minutos, agrega 4 tazas de agua y sigue cocinando durante 50-60 minutos hasta que las legumbres se ablanden.

Agrega la última taza de agua y mezcla bien con un batidor manual.

Calienta un cazo e incorpora el ghee, la sal, los granos de mostaza y las semillas de comino.

Saltea durante unos instantes hasta que las semillas comiencen a saltar. Agrega la condimentación a la sopa y hierve durante 1 minuto. Retira del fuego y sirve.

El tur dal es astringente, dulce y de energía caliente. Esta sopa ejerce un efecto calmante en vata y kapha y resulta especialmente beneficiosa cuando se consume junto con arroz basmati como plato principal.

Dado que el efecto posdigestivo picante del tur dal podría agravar pitta, las personas con predominio de este dosha deberían consumir esta sopa de forma esporádica, una o dos veces por semana.

Usos medicinales: resulta favorable para fortalecer los músculos y la formación de sangre. También es magnífica para la piel, los ojos, los huesos y las articulaciones.

Sopa de tur dal n.º 2

V↓ P↓ K↓   Resultan entre 4 y 6 raciones

1 taza de tur dal
9 tazas de agua
½ cucharadita
de cúrcuma
2 pizcas de asafétida
2 cucharadas de aceite de
cártamo
5 hojas de curry, frescas o secas

1 cucharadita de granos de
mostaza negra
1 cucharadita de semillas de
comino
1 manojo pequeño de hojas de
cilantro, picadas
2 pizcas de masala
1 cucharadita de sal

Lava el tur dal dos veces.

Introduce las legumbres, 4 tazas de agua, la cúrcuma y la asafétida en una olla sopera y cocina a fuego medio, sin tapar, durante 30 minutos. Remueve de vez en cuando para evitar que se peguen.

Después de 30 minutos, agrega 4 tazas de agua y sigue cocinando durante 50-60 minutos hasta que las legumbres se ablanden.

Revuelve la sopa con un batidor manual hasta obtener una mezcla suave y agrega la última taza de agua.

Calienta un cazo y agrega el aceite, los granos de mostaza, las semillas de comino, las hojas de curry, el cilantro y el masala. Saltea durante unos instantes hasta que las semillas comiencen a saltar. Incorpora la condimentación a la sopa.

Lleva a ebullición durante un minuto o dos, sazona y sirve.

Pitta debe consumir esta sopa con moderación, una o dos veces por semana. Las propiedades de esta variante son las mismas que las de la receta anterior.

Varan Phala

V↓ P↓ K↓   Resultan 8 raciones abundantes

1 taza y media de tur dal
8 tazas de agua
½ cucharadita de cúrcuma
¼ de taza de aceite de girasol
1 cucharadita de granos de
    mostaza
1 cucharadita de semillas de
    comino
1 pizca de asafétida
½ cucharadita de cúrcuma
½ cucharadita de sal
7 hojas de curry, frescas o secas

1 guindilla verde pequeña, picada
    o ½ cucharadita de pimienta
    de Cayena
2 cucharadas de cilantro, picado
2 tazas de agua (o más)

Masa:
3 tazas de harina de trigo
    integral
½ cucharadita de sal
⅔ de taza de agua
    (aproximadamente)

Lava el tur dal dos veces.

Introduce las legumbres, 4 tazas de agua y ½ cucharadita de cúrcuma en una cacerola mediana. Lleva a ebullición y baja el fuego. Tapa parcialmente y remueve cada cinco minutos para evitar que se peguen.

Ve vertiendo el resto de agua, taza por taza, a medida que la sopa se espese. Prosigue la cocción durante alrededor de 1 hora y cuarto, hasta que el tur dal se ablande. Deja que se enfríe un poco y mezcla con un batidor manual hasta obtener una textura cremosa.

Mientras se cocinan las legumbres, prepara la masa.

Mezcla la harina con la sal en un cuenco bajo.

Agrega ⅔ de taza de agua, un poco cada vez, hasta obtener una masa espesa que no se te pegue a los dedos. Lo mejor es mezclarla con las manos, amasándola durante unos minutos. Tapa la masa y reserva durante alrededor de 15 minutos.

Calienta una olla sopera grande a fuego medio. Añade el aceite, los granos de mostaza y las semillas de comino, y remueve hasta

La receta continúa →

que las semillas comiencen a saltar. Agrega la asafétida, el resto de la cúrcuma, la sal, las hojas de curry, la guindilla y el cilantro y saltea durante unos instantes. Incorpora las legumbres a las especias con suficiente agua para servir 10 tazas de «sopa». Remueve y lleva a ebullición.

Mientras se calienta la sopa, prepara la masa. Córtala en dos, cubre una superficie de harina y confecciona 2 chapatis de un espesor de alrededor de 3 mm (⅛ de pulgada) con un rodillo.

Corta cada chapati en tiras de 2,5 cm (1 pulgada) con la punta de un cuchillo afilado y después corta estas tiras en diagonal formando diamantes.

Una vez haya hervido la sopa, añade los chapatis en forma de diamante, unos cuantos cada vez. Baja el fuego y sigue cociendo durante alrededor de media hora, removiendo de vez en cuando, hasta que los diamantes estén listos: deberías sentirlos blanditos al presionarlos entre el pulgar y el índice, como un fideo bien cocinado. Sirve como plato principal.

NOTA: este plato debe cocinarse muy bien ya que de otro modo podría resultar indigesto.

Pitta puede consumirlo con moderación (véase la página 194 para obtener más información acerca de la harina Laxmi).

Al cocinarlos en la sopa, los chapatis en forma de diamante adquieren una textura que resulta un término medio entre un fideo duro y un *dumpling*. Este plato es rico en proteínas debido a la combinación de la legumbre y la harina.

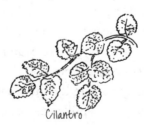

Cilantro

Sopa de urad dal

V↓ P↑ K↑   Resultan 4 raciones

1 taza de urad dal
5 tazas de agua
1 cucharada de aceite de cártamo
1 cucharadita de granos de
    mostaza negra
1 cucharadita de semillas de
    comino
4 hojas de curry, frescas o secas

¼ de taza de cilantro fresco, picado
2 dientes de ajo, picados
2 pizcas de pimienta de Cayena o
    1 guindilla verde pequeña,
    picada
1 pizca de asafétida
¼ de cucharadita de cúrcuma
¾ de cucharadita de sal

Lava las legumbres dos veces.

Cocínalas junto con las 5 tazas de agua durante alrededor de media hora hasta que se ablanden, removiendo de vez en cuando.

Calienta el aceite en una cacerola grande a fuego medio. Añade los granos de mostaza, las semillas de comino y las hojas de curry, y remueve hasta que las semillas comiencen a saltar.

Baja el fuego, agrega el cilantro, el ajo, la guindilla o pimienta de Cayena y la asafétida. Cocina hasta que el ajo esté ligeramente dorado. Incorpora la sopa a las especias y añade la cúrcuma y la sal.

Lleva a ebullición, apaga el fuego y sirve con arroz y chapatis.

La urad dal es dulce, pesada, untuosa y tiene una energía ligeramente caliente. Vata debería consumirla con frecuencia, pues constituye un excelente alimento para este dosha. Pitta y kapha pueden tomarla una o dos veces por semana.

La sopa de urad dal depura el organismo y nutre los músculos, los huesos y los fluidos reproductores; también favorece la lactancia y energiza todo el cuerpo. Sin embargo, está desaconsejada en caso de trastornos kapha —en especial la obesidad— o pitta.

No debe consumirse junto con pescado, yogur o berenjena (todos ellos de energía caliente), ya que se trata de una mala combinación que puede generar toxinas.

Sopa de mung dal amarilla

V↓ P↓ K↓   Resultan 6 raciones

1 taza de mung dal amarilla	2 dientes de ajo grandes, picados
6 tazas de agua	1 manojo pequeño de hojas de
4 cucharadas de aceite de	cilantro, picadas
cártamo	5 hojas de curry, frescas o secas
1 cucharadita de semillas de	½ cucharadita de cúrcuma
comino	1 cucharadita de masala
1 pizca de asafétida	¾ de cucharadita de sal

Lava las legumbres dos veces.

Introdúcelas en una olla sopera junto con 3 tazas de agua y lleva a ebullición. Cocina a fuego medio durante 25 minutos, sin tapar, removiendo de vez en cuando para evitar que se peguen.

Añade las otras 3 tazas de agua y sigue cocinando durante 20 minutos. Retira del fuego y mezcla con un batidor manual hasta obtener una textura cremosa. Reserva.

Calienta el aceite en un cazo a fuego medio. Agrega las semillas de comino, los granos de mostaza y la asafétida. Remueve hasta que las semillas comiencen a saltar.

Baja el fuego, agrega el ajo y dóralo ligeramente. Incorpora las hojas de curry, el cilantro, la cúrcuma y el masala. Remueve y agrega la condimentación a la sopa. Sazona.

Deja que hierva durante 2 minutos y sirve.

La mung dal amarilla es dulce y refrescante, y apacigua sobre todo vata y pitta. Constituye un alimento vigorizante y fácil de digerir.

La condimentación propuesta contribuye a equilibrar las cualidades secantes, ligeras y astringentes de esta sopa que podrían agravar vata.

Usos medicinales: resulta favorable para la fiebre, la diarrea, así como los problemas oculares y cutáneos.

Kitcharis

El kitchari, una mezcla condimentada de arroz y mung dal, constituye un plato básico en el estilo de vida ayurvédico. El arroz basmati y la mung dal son dulces y refrescantes con un vipaka dulce. Juntos crean un plato equilibrado y tridóshico con una combinación de proteínas excelente. Esta comida completa resulta fácil de digerir, aporta vigor y vitalidad, y nutre todos los tejidos del organismo. El kitchari es el plato preferido de las monodietas depurativas o los programas de depuración como panchakarma, ya que resulta excelente para la desintoxicación y el rejuvenecimiento celular. La proporción suele consistir en 2 partes de arroz por 1 de legumbre, aunque tanto esta como la condimentación pueden variar dependiendo de la necesidad y la constitución.

Los kitcharis que te proponemos a continuación tienen propiedades curativas y son tridóshicos.

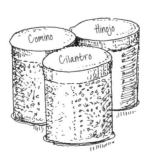

Kitchari de mung dal (vata)

V↓ P↓ K↓   Resultan 4 raciones

1 taza de arroz basmati
½ taza de mung dal amarilla
3 cucharadas de ghee
1 cucharadita de granos de
   mostaza negra
2 pizcas de asafétida

1 cucharadita de semillas de
   comino
½ cucharadita de cúrcuma
¾ de cucharadita de sal
4 tazas de agua

Lava bien el arroz y la mung dal. Si es posible, deja en remojo esta última durante unas horas antes de cocinarla a fin de aumentar su digestibilidad. En caso de tener problemas para digerir las legumbres, podría interesarte precocinarlas durante 20-30 minutos usando las 4 tazas de agua.

Calienta el ghee a fuego medio en una cacerola y agrega los granos de mostaza, las semillas de comino y la asafétida. Remueve durante unos instantes hasta que las semillas comiencen a saltar.

Agrega el arroz, las legumbres, la cúrcuma y la sal, y remueve para combinarlos bien con las especias.

Vierte el agua y lleva a ebullición. Deja que hierva durante 5 minutos sin tapar, removiendo de vez en cuando.

Baja el fuego y tapa parcialmente. Prosigue la cocción durante 20-25 minutos hasta que el arroz y las legumbres se ablanden.

Este kitchari es adecuado para los tres doshas, aunque resulta especialmente positivo para vata.

Kitchari de mung dal (pitta)

V↓ P↓ K↓   Resultan 6 raciones

1 taza de mung dal amarilla

1 taza de arroz basmati

1 trozo de 3,5 cm (1 pulgada y media) de jengibre fresco, pelado y picado fino

2 cucharadas de coco rallado, sin endulzar

1 manojo pequeño de hojas de cilantro, picadas

½ taza de agua

3 cucharadas de ghee

1 cucharadita de granos de mostaza negra

1 cucharadita de semillas de comino

1 trozo de 3,5 cm (1 pulgada y media) de canela en rama

½ cucharadita de cúrcuma

½ cucharadita de sal

6 tazas de agua

Lava el arroz y la mung dal dos veces. Si es posible, deja en remojo esta última durante unas horas y luego escúrrela.

Introduce el jengibre, el coco, el cilantro y ½ taza de agua en una batidora y procesa hasta obtener una consistencia líquida.

Calienta el ghee a fuego medio en una cacerola grande y añade los granos de mostaza, las semillas de comino, la cúrcuma, la sal y la canela en rama. Remueve durante unos instantes hasta que las semillas comiencen a saltar. Agrega la mezcla de coco y remueve bien.

Incorpora el arroz, las legumbres y las 6 tazas de agua.

Lleva a ebullición. Hierve sin tapar durante 5 minutos. Después tapa parcialmente, baja el fuego y sigue cocinando durante 25-30 minutos, hasta que el arroz y las legumbres se ablanden.

Aunque este kitchari sea tridóshico, resulta especialmente apropiado para pitta. El cilantro y el coco aportan las cualidades refrescantes que pitta necesita.

Kitchari de mung dal (kapha)

V↓ P↓ K↓   Resultan entre 4 y 6 raciones

1 taza de mung dal amarilla	4 clavos enteros
1 taza de arroz basmati	4 vainas de cardamomo
3 cucharadas de ghee	6 tazas de agua
4 hojas de laurel	¾ de cucharadita de sal
4 trozos pequeños de canela	

Lava el arroz y la mung dal dos veces. Si es posible, deja en remojo esta última durante unas horas.

Calienta una cacerola a fuego medio y añade el ghee. Cuando esté caliente, agrega las hojas de laurel, la canela, los clavos y el cardamomo, y remueve bien hasta que las especias se combinen y desprendan su aroma.

Incorpora el arroz, las legumbres, la sal y el agua. Cocina a fuego lento, sin tapar, durante 5 minutos. Tapa y cocina a fuego lento durante 25-30 minutos hasta que el arroz y las legumbres se ablanden.

Aunque este kitchari sea tridóshico, resulta especialmente positivo para kapha debido a las cualidades caloríficas y picantes de las especias.

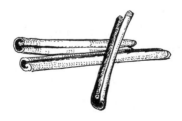

Kitchari de mung dal (tridóshico)

V↓ P↓ K↓   Resultan entre 4 y 5 raciones

1 taza de mung dal amarilla
1 taza de arroz basmati
1 trozo de 2,5 cm (1 pulgada) de jengibre fresco, pelado y picado fino
2 cucharadas de coco rallado, sin endulzar
1 puñado pequeño de hojas de cilantro fresco
½ taza de agua

3 cucharadas de ghee
1 trozo de 3,5 cm (1 pulgada y media) de canela en rama
5 vainas de cardamomo
5 clavos enteros
10 granos de pimienta negra
3 hojas de laurel
¼ de cucharadita de cúrcuma
¾ de cucharadita de sal
6 tazas de agua

Lava el arroz y la mung dal hasta que el agua salga clara. Dejar en remojo las legumbres durante unas horas mejora su digestibilidad.

Introduce el jengibre, el coco, el cilantro y ½ taza de agua en una batidora y procesa hasta obtener una consistencia líquida.

Calienta una cacerola grande a fuego medio y añade el ghee, la canela, los clavos, el cardamomo, los granos de pimienta negra y las hojas de laurel. Remueve durante unos instantes hasta que comiencen a desprender su aroma.

Agrega la mezcla de coco a las especias e incorpora la cúrcuma y la sal. Remueve hasta que la mezcla se haya dorado ligeramente.

Añade las legumbres y el arroz, y mezcla bien.

Vierte las 6 tazas de agua, tapa y lleva a ebullición. Deja que hierva durante 5 minutos y baja el fuego a mínimo; a continuación, tapa parcialmente y prosigue la cocción durante 25-30 minutos hasta que el arroz y las legumbres se ablanden.

Este kitchari resulta especialmente beneficioso para el equilibrio tridóshico.

Kitchari de tapioca (sabudana)

V↓ P↓ K↓   Resultan entre 4 y 5 raciones

3 tazas de tapioca
(mejor de tamaño medio)
2 tazas de cacahuetes
(sin piel ni sal)
¾ de taza de ghee

1 cucharadita de semillas de
comino
1 guindilla verde pequeña, picada
½ taza de hojas de cilantro,
picadas
½ cucharadita de sal

Lava bien la tapioca dos veces con abundante agua. Escúrrela y reserva durante 1 hora.

Tuesta en seco los cacahuetes en una sartén durante 2-3 minutos, hasta que estén ligeramente tostados.

Muélelos en una batidora hasta conseguir un polvo medio-fino, pero no hasta el punto de obtener mantequilla de cacahuete (esta última no sirve para esta receta).

Calienta una cacerola mediana y añade el ghee y las semillas de comino. Remueve durante unos instantes hasta que comiencen a saltar.

Agrega primero la guindilla y el cilantro, y luego la tapioca, los cacahuetes molidos y la sal.

Cocina a fuego medio, removiendo durante 5-8 minutos hasta que la tapioca se ablande. Baja el fuego y tapa. Sigue cocinando hasta que la tapioca adquiera una consistencia de gachas.

Tal vez te sorprenda la ausencia de agua en esta receta. Esto permite que la tapioca mantenga su forma y quede algo crujiente. Si se le añadiera agua obtendríamos un pudin pegajoso.

La tapioca es dulce y astringente, de energía fría y vipaka dulce. Constituye un alimento feculento que resulta especialmente positivo en las dietas depurativas. Apacigua pitta y kapha. Si bien resul-

La receta continúa→

ta excelente como desayuno, es desaconsejable tomarla como plato principal de forma regular. No debe combinarse con cereales.

Las cualidades secas, ligeras y astringentes de la tapioca podrían estimular vata, por lo que se recomienda un consumo ocasional de este kitchari para las personas con predominio de este dosha.

Usos medicinales: constituye el alimento ideal en caso de fiebre, diarrea, mala digestión o intestino débil.

Arroces y otros platos

En el Ayurveda, el arroz, especialmente el basmati, constituye el cereal más consumido en la alimentación diaria. La cocina ayurvédica rara vez utiliza el arroz integral debido a que es más complicado de digerir y resulta demasiado calorífico para pitta y demasiado pesado para kapha. El arroz es especialmente favorable para vata y pitta, y también es adecuado para kapha siempre que su uso sea moderado.

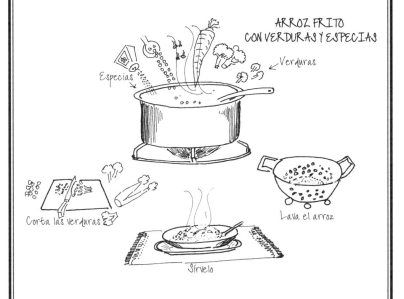

ARROZ FRITO
CON VERDURAS Y ESPECIAS

Especias

Verduras

Corta las verduras

Lava el arroz

Sírvelo

«Arroz simple»

V↓ P↓ K↑   Resultan 4 raciones

2 tazas de arroz basmati	½ cucharadita de sal
1 cucharada de ghee	4 tazas de agua caliente
1 pizca de semillas de comino	

Lava el arroz dos veces y escúrrelo.

Con objeto de lavarlo adecuadamente coloca el arroz en una cacerola y llénala de agua hasta el borde. Remueve y desecha el agua con cuidado hasta que el arroz comience a escaparse. Llénala de nuevo y remueve 2 o 3 veces. Desecha el agua con cuidado y utiliza un escurridor para retirar el resto de agua. Enjuaga los últimos granos de la cacerola, de modo que caigan en el escurridor.

Seca la cacerola a fuego medio-bajo. Saltea las semillas de comino en el ghee durante unos instantes y añade el arroz, mezclándolos bien.

Agrega la sal y el agua caliente. Lleva a ebullición y deja que hierva durante 2-3 minutos.

Baja el fuego a mínimo y tapa. Si deseas obtener un arroz menos suelto, tapa solo parcialmente y si deseas un arroz más seco, tápalo por completo.

Prosigue la cocción durante 15-20 minutos hasta que el arroz se ablande.

Este arroz puede tomarse con la sopa de lentejas, la sopa de kokam o la sopa de verduras.

El arroz es dulce, de energía fría y vipaka dulce. Al ser hidrófilo (retiene agua) podría incrementar kapha si se toma en grandes cantidades; en cambio, un consumo moderado equilibra todos los doshas.

Arroz frito

V↓ P↓ K↓   Resultan 4 raciones

1 taza de arroz basmati
2 tazas y media de agua
½ cucharadita de sal
3 cucharadas de aceite de girasol
½ cucharadita de granos de
    mostaza
½ cucharadita de semillas de
    comino

1 pizca de asafétida
1 pizca de cúrcuma
½ cebolla grande, cortada a lo
    largo en tiras finas
½ guindilla verde pequeña,
    picada
7 hojas de curry, frescas o secas
2 cucharadas de cilantro, picado

Lava el arroz dos veces y escurre.

Introduce el arroz, el agua y la sal en una olla mediana. Lleva a ebullición. Tapa parcialmente y mantén un hervor suave durante 5 minutos. Baja el fuego, tapa y prosigue la cocción durante 15 minutos hasta que se ablande.

Calienta una sartén gruesa a fuego medio. Añade el aceite y cuando esté caliente agrega los granos de mostaza y las semillas de comino. Remueve hasta que las semillas comiencen a saltar. Incorpora el resto de especias y la cebolla. Saltea hasta que la cebolla se vuelva traslúcida. Añade el arroz, remueve con energía y sirve.

Es aconsejable que los pitta omitan la guindilla.

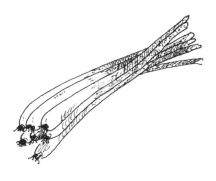

Arroz con azafrán

V↓ P↓ K↓   Resultan 6 raciones

1 pizca de azafrán
1 cucharada de agua
1 taza y media de arroz
    basmati
3 cucharadas de ghee o
    mantequilla sin sal
4 hojas de laurel

7 pedacitos de canela en rama
    (alrededor de 1 cucharadita
    colmada)
7 clavos enteros
½ cucharadita de sal
7 vainas de cardamomo
4 tazas de agua caliente

Remoja el azafrán en 1 cucharada de agua durante al menos 10 minutos.

Lava y escurre el arroz dos veces.

Calienta una olla a fuego medio y añade primero el ghee y después las hojas de laurel, la canela, los clavos, la sal y el cardamomo. Mezcla bien durante un minuto. Baja el fuego, incorpora el arroz y saltéalo junto con las especias durante 2 minutos.

Vierte el agua caliente y el azafrán remojado y deja que hierva, sin tapar, durante 5 minutos. Después tapa parcialmente y deja cocer a fuego medio.

Prosigue la cocción durante otros 5 minutos, removiendo una o dos veces para evitar que el arroz se pegue.

Baja el fuego, tapa por completo y sigue cocinando durante 10 minutos hasta que el arroz se ablande.

El azafrán es dulce, astringente y amargo, de energía caliente y vipaka dulce. Equilibra los tres doshas, es fácil de digerir y resulta útil en caso de alergias alimentarias.

Usos medicinales: resulta sumamente efectivo para la migraña y también contribuye a revitalizar la sangre, la circulación y el sistema reproductor femenino.

Arroz con berenjena picante

V↓ P↑ K↓   Resultan 4 raciones como plato principal

1 taza de arroz basmati

1 trozo de 3,5 cm (1 pulgada y media) de jengibre fresco, pelado y picado fino

2 cucharadas de coco rallado

1 manojo pequeño de hojas de cilantro

½ taza de agua

3 cucharadas de ghee

1 cucharadita de semillas de comino

1 cucharadita de granos de mostaza negra

1 pizca de asafétida

1 diente de ajo

4 hojas de laurel enteras

alrededor de 1 cucharadita (1 pulgada) de canela en rama

5 clavos enteros

6 hojas de curry, frescas o secas

5 vainas de cardamomo

1 cucharadita de masala

¾ de cucharadita de sal

1 taza de berenjena fresca, picada en trozos de 2,5 cm (1 pulgada)

3 tazas de agua caliente

lima, coco y cilantro como decoración

Lava el arroz al menos dos veces y escurre. Lava y corta la berenjena.

Introduce el jengibre, el coco, el cilantro y ½ taza de agua en una batidora y procesa hasta obtener una consistencia líquida. Reserva.

Calienta una olla mediana a fuego medio y añade el ghee. Una vez caliente, agrega las semillas de comino, los granos de mostaza y la asafétida. Cuando las semillas comiencen a saltar, incorpora el ajo y saltea hasta que se haya dorado.

Añade las hojas de laurel, la canela, los clavos, las hojas de curry, el cardamomo, el masala y la sal. Mezcla bien. Incorpora la mezcla de coco, combina y cocina a fuego lento durante un minuto. Incorpora el arroz y la berenjena.

Vierte las 3 tazas de agua caliente y lleva a ebullición. Mantén el hervor durante 2 minutos.

La receta continúa →

Baja el fuego a medio-bajo. Tapa parcialmente y prosigue la cocción durante 5 minutos, removiendo de vez en cuando.

Baja el fuego a mínimo, tapa y sigue cocinando durante 10-12 minutos hasta que el arroz se ablande.

Decora con cilantro fresco, coco y un gajo de limón.

Dado que la berenjena puede irritar pitta, las personas con predominio de este dosha deberían consumir este plato de forma esporádica, omitiendo el ajo, el clavo y la asafétida.

Si bien se trata de un plato fácil de digerir, vata y kapha han de consumirlo con moderación.

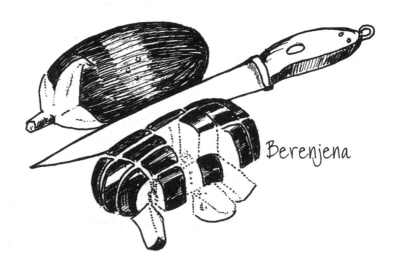

Berenjena

Arroz con guisantes picante

V↑ P↓ K↓   Resultan entre 4 y 5 raciones

2 tazas de arroz basmati
1 taza de guisantes frescos o congelados
1 trozo de 2,5 cm (1 pulgada) de jengibre, pelado y picado fino
2 cucharadas de coco rallado, sin endulzar
1 manojo pequeño de hojas de cilantro fresco
½ taza de agua
4 cucharadas de ghee
1 cucharadita de semillas de comino
1 cucharadita de granos de mostaza negra
5 hojas de laurel
1 trozo de 3,5 cm (1 pulgada y media) de canela en rama
7 clavos
7 vainas de cardamomo
1 cucharadita de masala
½ cucharadita de sal
4 tazas de agua caliente
cilantro, coco y lima como decoración

Lava el arroz y los guisantes dos veces.

Introduce el jengibre, el coco, el cilantro y ½ taza de agua en una batidora y procesa hasta obtener una consistencia líquida. Reserva.

Calienta una cacerola grande a fuego medio y añade el ghee, las semillas de comino, los granos de mostaza y las hojas de laurel. Remueve hasta que las semillas comiencen a saltar.

Añade la canela, los clavos, el cardamomo, la mezcla de coco, el masala y la sal. Saltea durante 1 minuto.

Incorpora el arroz y los guisantes. Remueve bien y vierte las 4 tazas de agua caliente. Lleva a ebullición y mantén el hervor durante 2 minutos. Baja el fuego, tapa y prosigue la cocción removiendo de vez en cuando durante 20 minutos, hasta que el arroz se ablande.

Decora con cilantro y coco. Rocía cada ración con un chorrito de limón.

La receta continúa→

Los guisantes verdes son amargos y astringentes, de energía fría y vipaka picante. Han de cocinarse bien, pues de lo contrario fermentan y generan gases. Vata puede consumirlos en pequeñas cantidades con una ración extra de ghee.

Usos medicinales: los guisantes bien cocinados eliminan heces y gases del colon.

Arroz con patatas picante

V↑ P↓ K↓ Resultan entre 4 y 5 raciones

2 tazas de arroz basmati

1 taza de patatas, peladas y cortadas en cubos de 2,5 cm (1 pulgada)

1 trozo de 3,5 cm (1 pulgada y media) de jengibre fresco, pelado y picado fino

1 manojo pequeño de hojas de cilantro fresco

2 cucharadas de coco rallado, sin endulzar

½ taza de agua

4 cucharadas de ghee

1 cucharadita de semillas de comino

1 cucharadita de granos de mostaza negra

5 hojas de laurel enteras

1 trozo de 2,5 cm (1 pulgada) de canela, en pedacitos

7 clavos enteros

7 vainas de cardamomo

1 cucharadita de masala

½ cucharadita de sal

4 tazas de agua caliente

gajos de lima, cilantro y coco como decoración

Lava el arroz y los trozos de patata dos veces.

Introduce el jengibre, el coco, el cilantro y ½ taza de agua en una batidora y procesa hasta obtener una consistencia líquida.

Calienta una cacerola grande a fuego medio y añade primero el ghee y después las semillas de comino, los granos de mostaza y las hojas de laurel. Remueve hasta que las semillas comiencen a saltar.

Agrega la canela, los clavos, el cardamomo, la mezcla de coco, el masala y la sal. Saltea ligeramente durante 1 minuto.

Incorpora el arroz y la patata, y remueve para combinarlos bien con las especias.

Vierte el agua caliente y lleva a ebullición. Tapa parcialmente y deja que hierva durante 12 minutos; después tapa del todo y sigue cocinando a fuego lento durante 15 minutos. Decora con cilantro y coco. Rocía cada ración con un chorrito de limón.

La receta continúa→

Si bien las patatas alteran el equilibrio tridóshico al pertenecer a la familia de las solanáceas, la condimentación las vuelve más digestivas. Este plato es sumamente energético.

Dado que la naturaleza ligera y seca de la patata irrita vata, las personas con predominio de este dosha han de consumirla en pequeñas cantidades con una ración extra de ghee.

Arroz con verduras picante

V↓ P↓ K↓   Resultan entre 4 y 6 raciones

2 tazas de arroz basmati
½ taza de calabacines, troceados
½ taza de judías verdes, cortadas
½ taza de guisantes frescos (pueden añadirse zanahorias, patatas, coliflor o brécol según el dosha)
3 dientes de ajo, picados
1 trozo de 2,5 cm (1 pulgada) de jengibre, pelado y picado fino
¼ de taza de hojas de cilantro fresco
2 cucharadas de coco rallado, sin endulzar
½ taza de agua

½ taza de ghee
1 cucharadita de semillas de comino
1 cucharadita de granos de mostaza
¼ de cucharadita de cúrcuma
1 pizca de asafétida
12 clavos enteros
8 hojas de laurel
10 vainas de cardamomo
1 trozo de 5 cm (2 pulgadas) de canela en rama, en pedacitos
½ cucharadita de sal
½ cucharadita de pimienta de Cayena o más al gusto
5 tazas de agua
lima, coco y cilantro como decoración

Lava el arroz dos veces y escurre. Lava y corta las verduras en trozos pequeños.

Introduce el ajo, el jengibre, el coco y ½ taza de agua en una batidora y procesa hasta obtener una consistencia líquida. Reserva.

Calienta una cacerola grande a fuego medio y añade el ghee, los granos de mostaza, las semillas de comino, la cúrcuma y la asafétida. Cocina durante unos instantes hasta que las semillas comiencen a saltar. Agrega los clavos, las hojas de laurel, el cardamomo, la canela y la pimienta de Cayena. Mezcla bien.

Incorpora la mezcla de coco y la sal, y cocina hasta que se haya dorado ligeramente.

La receta continúa→

Añade el arroz y las verduras, y combínalos bien con las especias.

Vierte el agua y lleva a ebullición durante unos minutos. Tapa parcialmente y baja el fuego. Prosigue la cocción durante 15-20 minutos hasta que los ingredientes se ablanden.

Decora con lima fresca y un poco de cilantro y coco picados esparcidos por encima.

Este plato equilibra el tridosha, ya que la cocción conjunta de las verduras neutraliza las cualidades que podrían agravar alguno de los doshas.

Pitta debería omitir el ajo, la pimienta de Cayena y los clavos de la receta. ¡Seguirá igualmente deliciosa!

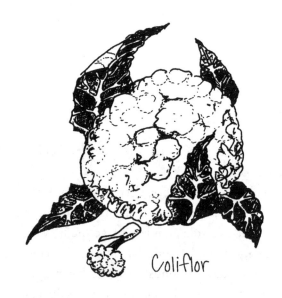

Coliflor

Poha

V↓ P↓ K↓   Resultan entre 4 y 5 raciones

3 tazas de poha (grueso)
⅓ de taza de aceite de cártamo
1 cucharadita de granos de mostaza negra
1 cucharadita de semillas de comino
5 hojas de curry, frescas o secas
½ cucharadita de cúrcuma
½ cucharadita de sal

1 pizca de asafétida
½ taza de hojas de cilantro, picadas
1 cebolla pequeña, picada fina
1 guindilla verde pequeña, picada fina
coco, cilantro y lima como decoración

Lava los copos de arroz dos veces, escurre y reserva.

Calienta el aceite en una sartén a fuego medio y añade los granos de mostaza, las semillas de comino y las hojas de curry.

Remueve hasta que las semillas comiencen a saltar y agrega la cúrcuma, la sal y la asafétida.

A continuación, incorpora el cilantro, las cebollas y la guindilla, y cocina hasta que la verdura se ablande y esté ligeramente dorada.

Añade los copos de arroz, tapa y apaga el fuego. Sirve al cabo de unos minutos adornado con coco y cilantro. Rocía cada ración con un chorrito de lima.

El poha es arroz basmati crudo que se aplana en un proceso similar al de los copos de avena. Se cocina con rapidez y no necesita más agua que la que absorbe al enjuagarse.

El poha es fácil de digerir y equilibra el tridosha. Constituye un buen desayuno y puede usarse como acompañamiento de una comida principal.

Poha con patatas

V↓ P↓ K↓   Resultan 6 raciones

4 tazas de poha (grueso)
1 patata mediana, rallada
6 cucharadas de aceite de
   cártamo
1 cucharadita de semillas de
   comino
½ cucharadita de granos de
   mostaza
1 pizca de asafétida

10 hojas de curry, frescas o secas
1 manojo pequeño de hojas de
   cilantro, picadas
1 guindilla verde pequeña, picada
   fina
1 cebolla pequeña, picada fina
1 cucharadita de cúrcuma
1 puñado de cacahuetes
½ cucharadita de sal

Lava el poha dos veces y escúrrelo bien. Reserva.

Lava y pela la patata. Rállala en tiras con un rallador medio-fino.

Calienta una sartén a fuego medio y añade el aceite. Una vez caliente, agrega las semillas de comino, los granos de mostaza, las hojas de curry y la asafétida. Deja saltar las semillas e incorpora el cilantro, la guindilla verde y la cebolla.

Cocina a fuego medio removiendo constantemente para evitar que se peguen hasta que la cebolla se vuelva traslúcida.

Añade la patata rallada. Mezcla bien, tapa y cocina durante 5 minutos. Remueve de nuevo y prosigue la cocción durante 5 minutos.

Agrega la sal, la cúrcuma, los cacahuetes y el poha. Mezcla bien. Tapa, apaga el fuego y deja reposar durante unos minutos.

Si bien esta receta equilibra el tridosha, conviene tomarla de forma esporádica.

Vata debe consumirla con moderación al tratarse de un plato un tanto pesado.

Murmura Chivda (tentempié)

V↓ P↓ K↓ Resultan una cuantas raciones

14 tazas de murmura
1 taza de cacahuetes
½ taza de aceite
  de cártamo
1 taza de dal tostado
1 cucharadita de granos de
  mostaza negra
1 cucharadita de semillas de
  comino
2 pizcas de asafétida

1 cucharadita de cúrcuma
1 guindilla verde pequeña,
  picada fina o ½ cucharadita
  de pimienta de Cayena
10 hojas de curry,
  frescas o secas
1 manojo pequeño de hojas de
  cilantro, picadas
1 cucharadita de sal

Coloca el murmura en un cuenco grande y reserva.

Calienta el aceite en una sartén honda hasta que se haya calentado sin humear: estará listo cuando chisporrotee al echar un cacahuete.

Añade los cacahuetes y remueve con suavidad con una espumadera durante 2-3 minutos hasta que se hayan dorado ligeramente. Retira del fuego, escurre e incorpóralos al murmura.

Agrega el dal tostado al aceite caliente y remueve con suavidad durante 2 minutos hasta que se haya dorado ligeramente. Retira del fuego, escurre e incorpóralo al murmura y los cacahuetes.

Reduce el fuego a medio-bajo y agrega los granos de mostaza, las semillas de comino, la asafétida, la guindilla, la cúrcuma, las hojas de curry y el cilantro. Remueve y saltea durante unos instantes; a continuación, espárcelos, incluyendo el resto de aceite, sobre el murmura. Sazona si lo deseas y mezcla bien.

Se trata de un plato para unas cuantas personas. Las sobras se conservan bien tapadas.

La receta continúa→

Tanto el murmura como el dal tostado pueden encontrarse en los establecimientos indios. El murmura es arroz blanco inflado sin condimentar.

Puedes usar pimienta de Cayena en lugar de guindilla para obtener una mezcla menos picante.

Si bien esta receta equilibra el tridosha, pitta debería usar la asafétida, los cacahuetes y los granos de mostaza con moderación.

Curry de buttermilk

V↓ P↓ K↓   Resultan entre 4 y 6 raciones

2 cucharadas de ghee
1 cucharadita de granos de mostaza negra
1 cucharadita de semillas de comino
1 pizca de asafétida
4 hojas de curry, frescas o secas
1 diente de ajo, picado
½ guindilla verde pequeña, picada

1 trozo de 3,5 cm (1 pulgada y media) de jengibre fresco, pelado y picado fino
1 manojo pequeño de hojas de cilantro fresco, picadas
½ cucharadita de cúrcuma
½ cucharadita de sal
4 tazas de *buttermilk* (con leche de cabra para kapha)

Calienta el ghee en una cacerola a fuego medio y añade los granos de mostaza, las semillas de comino, las hojas de curry y la asafétida. Remueve hasta que las semillas comiencen a saltar.

Agrega el ajo y la guindilla, y dóralos ligeramente. Incorpora el jengibre, el cilantro y la sal.

Vierte el *buttermilk*. Limpia la jarra medidora con ¼ de taza de agua y echa el líquido en la olla.

Añade la cúrcuma y cocina hasta que se haya calentado sin llegar a hervir.

Constituye un plato idóneo para servir con arroz y chapati.

Kapha puede consumirlo de forma esporádica incrementando la cantidad de granos de mostaza y asafétida.

Tofu sabroso

V↓ P↓ K↑   Resultan 4 raciones

450 g (1 libra) de tofu ecológico
  (mejor si es tofu firme)
½ taza de ghee
1 cucharadita de semillas de
  comino
1 cucharadita de granos de
  mostaza negra
1 pizca de asafétida

1 diente de ajo, picado
1 guindilla verde, picada fina
1 manojo pequeño de cilantro,
  picado
½ cebolla, picada fina
¼ de cucharadita de cúrcuma
1 cucharadita de sal

Calienta el ghee a fuego medio en una sartén y añade los granos de mostaza, las semillas de comino y la asafétida. Remueve hasta que las semillas comiencen a saltar.

Agrega el ajo, la guindilla, la cebolla, el cilantro y la cúrcuma. Cocina hasta que la cebolla se haya dorado ligeramente.

Incorpora el tofu desmenuzado, remueve y saltea a fuego lento durante unos minutos. Tapa y deja reposar a fin de que el tofu absorba las especias.

El tofu es astringente, refrescante y dulce.

Vata debería consumir este plato con moderación. Resulta algo pesado y podría estimular también kapha. Incrementar la cantidad de ajo y guindilla (con moderación) contribuye a mantener kapha calmado.

Verduras con tofu

V↓ P↓ K↑   Resultan entre 4 y 6 raciones

3-4 tazas de verduras (el brécol, el calabacín verde y amarillo, los espárragos y el apio son especialmente idóneos)

1 tofu, preparado como se indica en la receta anterior

Lava las verduras y córtalas en trozos grandes.

Prepara la receta «tofu sabroso» y agrega las verduras. Remueve bien para mezclar los trozos con el ghee y las especias. Saltea sin dejar de remover durante 5 minutos.

Apaga el fuego. Tapa y deja reposar hasta que las verduras se hayan ablandado mínimamente, pero sigan crujientes.

Este plato posee las mismas cualidades que la receta anterior.

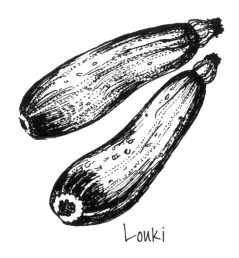

Louki

Upma

V↓ P↓ K↓   Resultan 4 raciones

1 taza de sémola de trigo
½ taza de aceite de cártamo
   o ghee
1 cucharadita de granos de
   mostaza negra
1 cucharadita de semillas de
   comino
1 pizca de asafétida
5 hojas de curry, frescas o secas
½ cucharadita de cúrcuma

1 guindilla verde pequeña, picada
   fina
1 cebolla pequeña, picada
¼ de taza de hojas de cilantro,
   picadas
½ cucharadita de sal
3 tazas de agua
coco y hojas de cilantro como
   decoración

Tuesta en seco la sémola en una cacerola a fuego medio, removiendo a menudo, hasta que esté ligeramente dorada. Déjala enfriar en un cuenco.

Calienta una cacerola a fuego medio y añade primero el aceite o ghee y después los granos de mostaza y las semillas de comino. Cuando las semillas comiencen a saltar, agrega el resto de especias excepto la sal.

Incorpora la cebolla, el cilantro y la guindilla, y cocina hasta que la cebolla se haya dorado.

Añade la sal y el agua, y lleva a ebullición. Incorpora la sémola muy poco a poco.

Deja hervir durante 1-2 minutos sin dejar de remover para evitar que se formen grumos.

Baja el fuego y tapa. Prosigue la cocción durante 3-5 minutos.

Decora con coco y hojas de cilantro picadas.

Rocía cada ración con un chorrito de lima.

La receta continúa→

Tostar la sémola elimina los alérgenos, la glutamina y otras cualidades kapha del trigo.

Kapha puede tomar este plato con moderación incrementando la cantidad de granos de mostaza y guindilla. Resulta idóneo como desayuno o acompañamiento de una comida principal.

Gachas de trigo

V↓ P↓ K↓   Resultan 4 raciones

½ taza de ghee
1 taza de sémola
  de trigo
4 tazas de agua

½ cucharadita de cardamomo
  molido
½ cucharadita de canela molida
1 clavo, entero

Calienta una olla a fuego medio y añade el ghee. Incorpora la sémola, sin dejar de remover hasta que se haya dorado ligeramente y comience a desprender su aroma.

Vierte el agua y remueve con energía hasta disolver los grumos para conseguir una textura suave.

Agrega el cardamomo, la canela y el clavo. Baja el fuego a mínimo y tapa hasta que esté listo para servir. Sirve con leche y un edulcorante, si lo deseas.

Se trata de un excelente desayuno.

Kapha puede tomar este plato de forma esporádica añadiendo ⅛ de cucharadita de jengibre en polvo y reduciendo la cantidad de ghee.

Verduras

Las técnicas preferidas para la preparación de verduras en el Ayurveda son el salteado lento con ghee o aceite y especias, o bien la cocción con un poco de agua y especias. El Ayurveda no recomienda consumir grandes cantidades de verdura cruda, al resultar pesada, áspera y difícil de digerir. Las verduras crudas y ensaladas son más adecuadas en verano, preferiblemente en la comida del mediodía cuando el agni es alto. Cuando se cocinan dos o más verduras juntas tienden a «adaptarse» entre sí y desaparecen algunas de las cualidades poco armoniosas que podrían causar una mala combinación.

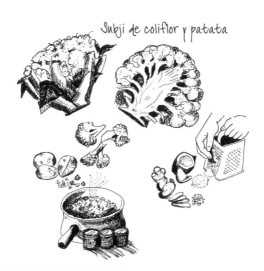

Subji de coliflor y patata

Subji de pimiento

V↓ P↓ K↓   Resultan 4 raciones

4 tazas de pimientos, picados en trozos medianos	1 pizca de asafétida
2 cucharadas de aceite de cártamo	¼ de cucharadita de cúrcuma
1 cucharadita de semillas de comino	½ cucharadita de masala
1 cucharadita de granos de mostaza negra	2 cucharadas de cacahuetes, tostados y molidos
	2 cucharadas de semillas de sésamo, tostadas y molidas
	½ cucharadita de sal

Calienta una sartén a fuego medio y añade el aceite, las semillas de comino, los granos de mostaza y la asafétida. Remueve hasta que las semillas comiencen a saltar.

Agrega la cúrcuma, el masala, los cacahuetes molidos, el sésamo molido y la sal. Remueve e incorpora los pimientos. Baja el fuego y mueve la sartén para mezclar bien los ingredientes.

Tapa y sigue cocinando durante 10 minutos hasta que los pimientos se ablanden.

Los pimientos son dulces, picantes y ácidos, por lo que resultan estimulantes y digestivos.

Pitta debería usarlos con moderación omitiendo la asafétida y el masala. El modo de preparación de este último se explica más adelante.

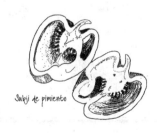

Subji de pimiento

Subji de melón amargo n.º 1

V↓ P↓ K↓   Resultan 4 raciones

4 tazas de melón amargo

3 cucharadas de aceite de cártamo

1 cucharadita de semillas de comino

1 cucharadita de granos de mostaza negra

1 pizca de asafétida

1 manojo pequeño de hojas de cilantro, picadas

3 dientes de ajo, picados

1 trozo de 3,5 cm (1 pulgada y media) de jengibre, pelado y picado fino

1 guindilla verde pequeña, cortada a lo largo en 4 pedazos

½ lima, cortada en cuatro

¼ de cucharadita de cúrcuma

½ cucharadita de sal

Corta el melón en trozos pequeños redondeados

Calienta una cacerola o sartén poco profunda a fuego medio y añade primero el aceite y después las semillas de comino, los granos de mostaza y la asafétida. Remueve suavemente hasta que las semillas comiencen a saltar.

Agrega el melón, el cilantro, el ajo, el jengibre, la guindilla y la lima. Remueve e incorpora la cúrcuma y la sal.

Remueve para mezclar bien y cubrir el melón. Tapa y baja el fuego. Cocina durante 25 minutos hasta que el melón se ablande.

El melón amargo, como su nombre indica, es amargo, refrescante y picante. Resulta ligero y fácil de digerir y apacigua kapha y pitta. Esta receta equilibra el tridosha: el cilantro calma pitta, los granos de mostaza eliminan kapha y el aceite de cártamo, las semillas de comino y la asafétida alivian vata, si bien un consumo excesivo de este plato podría irritar este dosha.

Usos medicinales: resulta favorable para la diabetes, la anemia y las lombrices intestinales. Es un laxante suave y depura el hígado.

Subji de melón amargo n.º 2

V↓ P↓ K↓ Resultan 4 raciones

3 cucharadas de aceite de
   cártamo
½ cucharadita de semillas de
   comino
1 cucharadita de granos de
   mostaza negra
1 pizca de asafétida
4 tazas de melón amargo,
   cortado en rodajas

de unos 3 mm
   (⅛ de pulgada)
¼ de cucharadita de cúrcuma
½ de cucharadita de masala
¼ de cucharadita de sal
1 cucharada de cacahuetes,
   tostados y molidos
1 cucharada de semillas de
   sésamo, tostadas y molidas

Calienta una sartén a fuego medio y añade el aceite, las semillas de comino, los granos de mostaza y la asafétida.

Cocina durante uno o dos minutos hasta que las semillas comiencen a saltar y agrega la cúrcuma, el masala, la sal, los cacahuetes y las semillas de sésamo (no sustituyas los cacahuetes molidos por mantequilla de cacahuete). Mezcla bien e incorpora el melón.

Remueve suavemente y combina el melón con las especias.

Baja el fuego y cocina sin tapar, removiendo de vez en cuando, hasta que el melón se ponga dorado y crujiente.

Este plato posee las mismas cualidades que el subji de melón amargo n.° 1. Los cacahuetes ayudan a apaciguar vata y aportan energía. Resulta favorable para las enfermedades de la piel y la diabetes, y contribuye a purificar la sangre.

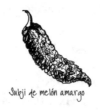

Subji de melón amargo

Subji de repollo

V↑ P↓ K↓   Resultan 4 raciones

1 cabeza mediana de repollo, picada fina (aproximadamente 6 tazas)

2 cucharadas de aceite de cártamo

½ cucharadita de granos de mostaza negra

1 trozo de canela en rama

½ cucharadita de semillas de comino

2 clavos enteros

1 pizca de asafétida

¼ de cucharadita de cúrcuma

½ guindilla verde pequeña, picada fina

½ cucharadita de sal

Lava los trozos de repollo dos veces.

Calienta una cacerola a fuego medio y agrega el aceite, los granos de mostaza, las semillas de comino, la asafétida, la cúrcuma y la guindilla verde. Saltea hasta que las semillas comiencen a saltar. Parte la canela en pedazos e introdúcelos en la olla.

Agrega el repollo y la sal. Remueve y tapa. Cocina a fuego lento durante 8-10 minutos hasta que la col se ablande, pero siga crujiente.

Este plato puede servirse junto con arroz y chapati o roti.

El repollo es amargo, astringente, refrescante y picante. Resulta ligero y digestivo, y activa el fuego digestivo. Debido a sus propiedades aglutinantes y secantes puede producir estreñimiento y gases.

Aunque este plato equilibra el tridosha, vata debería consumirlo con moderación. La cúrcuma, la asafétida y la sal contribuyen a apaciguar las cualidades que agravan vata.

Usos medicinales: actúa como un diurético suave.

Subji de zanahoria

V↓ P↓ K↓   Resultan 4 raciones

4 tazas de zanahorias, ralladas
1 manojo pequeño de cilantro
    fresco, picado
½ guindilla verde pequeña, picada
1 trozo de 3,5 cm (1 pulgada y
    media) de jengibre fresco,
    pelado y picado fino
2 dientes de ajo, picados
½ taza de agua

2 cucharadas de coco rallado, sin
    endulzar
1 cucharada de ghee
½ cucharadita de granos de
    mostaza
½ cucharadita de semillas de
    comino
1 pizca de asafétida
½ cucharadita de sal

Lava las zanahorias y rállalas con un rallador medio. Introduce el cilantro, la guindilla, el jengibre, el ajo, el coco y el agua en una batidora y procesa a velocidad máxima hasta obtener una consistencia líquida.

Calienta una olla a fuego medio y añade el ghee, los granos de mostaza, las semillas de comino y la asafétida. Cuando las semillas comiencen a saltar, agrega la mezcla de coco y la sal, y deja que se dore ligeramente.

Incorpora las zanahorias, tapa y cocina a fuego medio durante 10 minutos hasta que se ablanden. Remueve de vez en cuando.

Las zanahorias poseen numerosas cualidades: son dulces, amargas, picantes, caloríficas, ligeras y agudas. Pitta debería reducir la cantidad de guindilla, ajo y granos de mostaza y consumir este plato con moderación. Las zanahorias cocinadas son dulces, de energía caliente y vipaka picante, de modo que esta receta equilibra especialmente vata y kapha.

Usos medicinales: resulta favorable para las hemorroides, la retención de líquidos y la generación de sangre. Constituye un excelente tónico cerebral y favorece la reflexión.

Subji de coliflor y patata

V↓ P↓ K↓   Resultan 4 raciones

4 tazas de una mezcla de coliflor y patata
1 tomate mediano, picado
1 trozo de 3,5 cm (1 pulgada y media) de jengibre fresco, pelado y picado
2 cucharadas de coco rallado, sin endulzar
¼ de hojas de cilantro fresco, picado
½ taza de agua
5 hojas de curry, frescas o secas

3 cucharadas de aceite de cártamo
1 cucharadita de granos de mostaza negra
½ cucharadita de semillas de comino
1 pizca de asafétida
½ cucharadita de masala
¼ de cucharadita de cúrcuma
¾ de cucharadita de sal
4 tazas de agua

Lava las verduras, pela las patatas y córtalas en trozos pequeños. Introduce el jengibre, el coco, el cilantro y ½ taza de agua en una batidora y procesa hasta obtener una consistencia líquida. Reserva.

Calienta una sartén a fuego medio y agrega el aceite, las semillas de comino, los granos de mostaza y la asafétida. Remueve hasta que las semillas comiencen a saltar. Agrega la mezcla de coco, el masala, la cúrcuma y la sal. Deja que se dore ligeramente e incorpora la coliflor, la patata y el tomate. Remueve hasta que todos los ingredientes estén bien mezclados.

Añade las 4 tazas de agua, tapa y cocina hasta que las verduras se ablanden.

Vata debería consumir este plato con moderación. Los granos de mostaza, la asafétida y la cúrcuma contribuyen a reducir la cualidad áspera de la coliflor.

Subji de berenjena

V↓ P↑K↓   Resultan 4 raciones

6 tazas de berenjena (alrededor de 2 berenjenas de tamaño mediano)
2 cucharadas de aceite de cártamo
1 cucharadita de granos de mostaza negra
Lava la berenjena y córtala en trozos de alrededor de 1,25 cm (media pulgada).

1 cucharadita de semillas de comino
¼ de cucharadita de cúrcuma
1 pizca de asafétida
1 cebolla mediana, picada fina
½ cucharadita de masala
¾ de cucharadita de sal

Calienta una cacerola a fuego medio y añade el aceite, los granos de mostaza, las semillas de comino, la cúrcuma y la asafétida. Remueve hasta que las semillas comiencen a saltar.

Agrega la cebolla y cocina hasta que se haya dorado y se vuelva transparente.

Incorpora el masala, la sal y la berenjena. Remueve la cacerola hasta mezclar bien los ingredientes. Tapa y baja el fuego.

Sigue cocinando durante alrededor de media hora hasta que la berenjena se ablande y sirve con coco rallado y cilantro picado.

La berenjena es astringente y amarga, de energía caliente y vipaka picante. Agrava pitta, pero suele equilibrar vata y kapha.

Pitta puede consumir este plato de vez en cuando omitiendo la asafétida, los granos de mostaza y el masala.

Usos medicinales: activa el agni y desintoxica el colon (no deben consumirlo las personas aquejadas de problemas renales y biliares). La berenjena pertenece a la familia de las solanáceas y es rica en ácido oxálico, el cual puede producir cálculos.

Subji de judías verdes

V↓ P↓ K↓   Resultan 4 raciones

4 tazas de judías verdes, picadas

2 dientes de ajo, picados

1 trozo de 2,5 cm (1 pulgada) de jengibre fresco, pelado y picado fino

1 cucharada de coco rallado

2 cucharadas de cilantro fresco, picado

⅓ de taza de agua

2 cucharadas de aceite de cártamo

½ cucharadita de semillas de comino

½ cucharadita de granos de mostaza negra

¼ de cucharadita de cúrcuma

1 pizca de asafétida

½ cebolla mediana, picada

½ cucharadita de masala o pimienta de Cayena

½ cucharadita de sal

Retira los extremos de las judías verdes y córtalas en diagonal en trozos muy pequeños de alrededor de 6 mm (¼ de pulgada) de largo. Lava las judías dos veces.

Procesa el ajo, el jengibre, el coco, el cilantro y el agua en una batidora. Reserva.

Calienta el aceite en una cacerola mediana. Añade las semillas de comino, los granos de mostaza y la asafétida.

Cuando las semillas comiencen a saltar, añade la cúrcuma, el masala y la cebolla picada. Remueve hasta que la cebolla se ablande y esté ligeramente dorada.

Incorpora la mezcla de coco, la sal y las judías verdes. Tapa y cocina a fuego lento durante 5-10 minutos hasta que las verduras se ablanden.

Las judías verdes son dulces y astringentes, de energía fría y vipaka picante. Contribuyen a activar el agni, pero pueden alterar vata si se consumen en exceso. Tienden a producir gases y estreñimiento.

La receta continúa→

Aunque las judías verdes agravan vata cuando se toman solas, las semillas de comino, la asafétida y la pimienta de Cayena contribuyen a apaciguar este dosha. En todo caso, vata debe consumir este plato con moderación.

Usos medicinales: resulta favorable para la garganta, los pulmones y los trastornos relacionados con pitta.

Subji de verduras

V↓ P↓ K↓   Resultan 4 raciones

4 tazas de verduras cortadas (pimiento verde, judías verdes, calabacín, calabaza amarilla, etc.)

2 cucharadas de ghee o aceite de cártamo

½ cucharadita de semillas de comino

½ cucharadita de granos de mostaza negra

¼ de cucharadita de semillas de ajowan

½ cucharadita de masala o pimienta de Cayena

¼ de cucharadita de cúrcuma

1 pizca de asafétida

½ cucharadita de sal

Lava las verduras, retira los extremos y córtalas en pedazos pequeños. Trata de cortar cada verdura de diferentes formas para obtener un atractivo efecto visual.

Calienta una sartén honda a fuego medio y añade primero el aceite o el ghee y después las semillas de comino, los granos de mostaza, el ajowan y la asafétida.

Cuando las semillas comiencen a saltar, añade el masala, la pimienta de Cayena y la cúrcuma. Remueve brevemente e incorpora las verduras y la sal. Remueve para combinarlas bien con las especias. Baja el fuego y tapa. Vuelve a remover al cabo de 5 minutos.

Prosigue la cocción a fuego lento durante otros 15 minutos o hasta que las verduras se ablanden.

Este subji aporta una energía tridóshica, equilibra el agni y tiene propiedades laxantes. Resulta favorable para los huesos y las articulaciones.

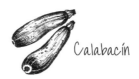

Calabacín

Subji de quimbombó

V↓ P↓ K↓   Resultan 4 raciones

450 g (1 libra) de quimbombó
fresco
1 cucharada de aceite de
cártamo
½ guindilla verde, picada

1 cucharadita de semillas de
comino
1 cucharadita de granos de
mostaza negra
½ cucharadita de sal

Lava el quimbombó y sécalo. Retira los extremos y córtalo en círculos de alrededor de 6 mm (¼ de pulgada).

Calienta el aceite en una cacerola a fuego medio y añade el comino y los granos de mostaza.

Cuando las semillas comiencen a saltar, agrega la guindilla y la sal. Remueve hasta que se hayan dorado. Incorpora el quimbombó, tapa y cocina a fuego lento durante 15 minutos removiendo a menudo hasta que se ablande.

El quimbombó es dulce, astringente y refrescante. Constituye un magnífico elemento equilibrador de los tres doshas. Al cocinarlo se vuelve suave, pegajoso y fácil de digerir.

Pitta debería omitir la guindilla verde; también es aconsejable que vata y kapha prescindan de las semillas de guindilla, ya que son difíciles de digerir. Estas semillas ejercen un suave efecto laxante.

Usos medicinales: lubrica las articulaciones; aporta energía y resulta favorable para el tejido reproductivo. Asimismo, constituye un plato excelente para la artritis y la osteoporosis.

Subji de patata rallada

V↓ P↓ K↓   Resultan 4 raciones

4 tazas de patatas blancas

2 cucharadas de aceite de cártamo

½ cucharadita de granos de mostaza negra

½ cucharadita de semillas de comino

1 pizca de asafétida

½ guindilla verde pequeña, picada

¼ de cucharadita de cúrcuma

¼ de cucharadita de ajowan

½ cucharadita de sal

Lava, pela y ralla las patatas; a continuación, enjuaga la patata rallada y escúrrela bien.

Calienta una sartén honda a fuego medio y añade el aceite, los granos de mostaza, las semillas de comino y la asafétida. Cuando comiencen a saltar las semillas, agrega la guindilla, la cúrcuma, el ajowan y la sal. Remueve, agrega la patata y mézclala bien para combinarla bien con las especias.

Baja el fuego, tapa y cocina durante 5 minutos. Remueve y sigue cocinando durante otros 5 minutos.

La asafétida, la guindilla y el ajowan reducen las cualidades de la patata que agravan vata.

Pitta debería omitir la guindilla y la asafétida.

Subji de patata n.º 1

V↓ P↓ K↓   Resultan 4 raciones

3 patatas medianas	¼ de cucharadita
3 cucharadas de aceite	de cúrcuma
de cártamo	1 pizca de asafétida
1 cucharadita de granos	1 pizca de pimienta
de mostaza negra	de Cayena
1 cucharadita de semillas	2 cucharadas de hojas de
de comino	cilantro, picadas
½ cucharadita de semillas de	½ cucharadita de sal
ajowan	

Hierve las patatas con piel hasta que se ablanden.

Escurre y deja enfriar las patatas, quítales la piel y córtalas en cubitos de alrededor de 1,25 cm (½ pulgada).

Calienta una sartén a fuego medio y añade primero el aceite y después los granos de mostaza, las semillas de comino, el ajowan y la asafétida. Deja saltar las semillas.

Agrega la cúrcuma, el cilantro y la pimienta de Cayena. Remueve e incorpora la sal y las patatas.

Mezcla cuidadosamente las patatas para combinarlas bien con las especias y cocínalas durante 2-3 minutos a fuego medio.

Vata puede tomar este plato de vez en cuando; pitta ha de usar la pimienta de Cayena, el ajowan y los granos de mostaza con moderación. Por lo demás, se trata de una receta tridóshica.

Subji de patata n.º 2

V↓ P↓ K↓   Resultan 4 raciones

4 tazas de patatas blancas

1 trozo de 2,5 cm (1 pulgada) de jengibre fresco, pelado y picado fino

2 dientes de ajo, picados

2 cucharadas de coco fresco rallado (o seco)

1 manojo de hojas de cilantro, picado

½ taza de agua

3 cucharadas de aceite de cártamo

½ cucharadita de granos de mostaza negra

½ cucharadita de semillas de comino

1 pizca de asafétida

¼ de cucharadita de cúrcuma

¼ de cucharadita de ajowan

½ cucharadita de masala o más, al gusto

4 hojas de curry, frescas o secas

½ cucharadita de sal

1 tomate pequeño, cortado en trozos grandes

4 tazas de agua

Lava y pela las patatas, y a continuación córtalas en trozos de 2,5 cm (1 pulgada). Enjuágalas de nuevo.

Introduce el ajo, el coco, el cilantro y ½ taza de agua en una batidora y procesa hasta obtener una consistencia líquida.

Calienta una sartén a fuego medio y añade primero el aceite y después los granos de mostaza, las semillas de comino y la asafétida. Remueve hasta que las semillas comiencen a saltar.

Incorpora la cúrcuma, el ajowan, las hojas de curry, la mezcla de coco, el masala y la sal. Combina bien y añade las patatas y los tomates. Remueve para combinarlos con las especias.

Vierte las 4 tazas de agua y lleva a ebullición. Baja el fuego, tapa parcialmente y sigue cocinando a fuego lento durante alrededor de 20 minutos hasta que los ingredientes se ablanden.

Pitta puede consumir este plato reduciendo la cantidad de ajo, ajowan y tomate. La condimentación ayudará a vata a digerir las patatas.

Subji de patata n.º 3

V↓ P↓ K↓   Resultan 4 raciones

4 tazas de patatas blancas, peladas y cortadas en daditos
3 cucharadas de aceite de cártamo
½ cucharadita de semillas de comino

1 pizca de asafétida
¼ de cucharadita de ajowan
¼ de cucharadita de cúrcuma
½ cucharadita de masala
1 cebolla mediana, picada fina
¼ de cucharadita de sal

Lava los trocitos de patata dos veces.

Calienta una sartén a fuego medio y añade el aceite, los granos de mostaza, las semillas de comino, la asafétida, el ajowan y la cebolla.

Saltea durante uno o dos minutos y agrega la cúrcuma, el masala y la sal. Remueve hasta que se hayan dorado ligeramente.

Incorpora las patatas y remueve suavemente para combinarlas bien con las especias.

Tapa y sigue cocinando a fuego lento, removiendo cada 5 minutos para evitar que se peguen, hasta que se ablanden.

Este plato resulta tridóshico si se consume con moderación.

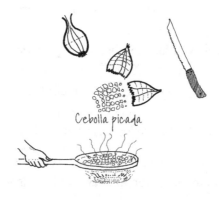

Cebolla picada

Subji de espinacas

V↑ P↑ K↓   Resultan 4 raciones

6 tazas de espinacas (poco apretadas), picadas
½ taza de mung dal amarilla, o bien de tur dal
2 tazas de agua
1 cucharada de aceite de cártamo
1 cucharadita de granos de mostaza negra

1 cucharadita de semillas de comino
1 pizca de asafétida
1 diente de ajo, picado
1 guindilla verde, picada o ¼ de cucharadita de pimienta de Cayena
½ cucharadita de sal

Lava las espinacas y la mung dal dos veces. Introdúcelas en una olla con agua y cocina durante alrededor de 30 minutos, sin tapar, hasta que se ablanden. El tur dal podría llevar más tiempo. Bate ligeramente estos ingredientes con un batidor manual y reserva.

Calienta una cacerola a fuego medio y añade primero el aceite y después las semillas de comino, los granos de mostaza, la asafétida, el ajo y la guindilla o la pimienta de Cayena. Cocina hasta que el ajo se haya dorado.

Vierte la mezcla de espinacas y legumbres. Sazona y lleva a ebullición. Retira del fuego y sirve.

Tanto vata como pitta pueden consumir este plato de vez en cuando, pero no a menudo. Pitta debería omitir el ajo.

Usos medicinales: resulta favorable para los pulmones y purifica la sangre, fortaleciéndola.

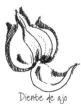

Diente de ajo

Subji de calabaza

V↓ P↓ K↓ Resultan 4 raciones

2 cucharadas de aceite de cártamo
½ cucharadita de semillas de comino
½ cucharadita de granos de mostaza negra
1 pizca de asafétida
4 hojas de curry, frescas o secas

1 manojo pequeño de hojas de cilantro fresco, picado
1 guindilla verde pequeña, picada
4 tazas de cualquier calabaza de invierno
½ cucharadita de sal
¼ de cucharadita de cúrcuma
1 taza de agua

Lava y pela la calabaza, y córtala en cubos de 2,5 cm (1 pulgada).

Calienta una sartén a fuego medio y añade primero el aceite y después las semillas de comino, los granos de mostaza y la asafétida. Cuando las semillas comiencen a saltar, agrega las hojas de curry, el cilantro, la cúrcuma, la guindilla y la calabaza.

Esparce la sal por encima y vierte el agua.

Remueve para mezclar bien, tapa parcialmente y baja el fuego.

Prosigue la cocción durante alrededor de 25 minutos hasta que la calabaza se ablande.

Si bien la calabaza irrita vata, las personas con predominio de este dosha pueden consumirla cocinada con especias de forma esporádica.

Constituye un buen alimento equilibrador de pitta y kapha.

Subji de daikon

V↓ P↑ K↓   Resultan 4 raciones

4 tazas de daikon, rallado

2 cucharadas de aceite de cártamo

½ cucharadita de granos de mostaza negra

½ cucharadita de semillas de comino

¼ de cucharadita de cúrcuma

1 pizca de asafétida

½ guindilla verde pequeña, picada

½ cucharadita de sal

Lava el daikon y rállalo con un rallador medio-fino. Enjuaga la ralladura dos veces.

Calienta una sartén a fuego medio y añade primero el aceite y después los granos de mostaza, las semillas de comino, la cúrcuma, la guindilla y la sal.

Remueve hasta que las semillas comiencen a saltar. Agrega el daikon y mezcla bien.

Tapa y cocina a fuego medio durante alrededor de 12 minutos hasta que se ablande. Resulta excelente para la digestión.

El daikon es picante, de energía caliente y vipaka picante. Resulta digestivo y mitiga los gases.

Usos medicinales: resulta favorable para el estreñimiento, las hemorroides y las afecciones cardiacas. El daikon ejerce una acción diurética y es útil en caso de cálculos renales.

Bhaji de alubias carillas

V↑ P↓ K↓   Resultan entre 4 y 6 raciones

1 taza de alubias carillas
8 tazas de agua
1 diente de ajo, picado
1 manojo pequeño de cilantro
   fresco, picado
1 trozo de 3,5 cm
   (1 pulgada y media)
   de jengibre fresco,
   pelado y picado fino
2 cucharadas colmadas
   de coco rallado,
   sin endulzar
½ taza de agua

2 cucharadas de aceite de
   cártamo
1 cucharadita de granos de
   mostaza negra
1 cucharadita de semillas de
   comino
1 pizca de asafétida
5 hojas de curry, frescas o secas
¼ de cucharadita de ajowan
¼ de cucharadita de cúrcuma
½ -1 cucharadita de masala o
   pimienta de Cayena
¼ de cucharadita de sal

Deja en remojo las alubias durante la noche. Lávalas dos veces y escurre.

Introdúcelas junto con 6 tazas de agua en una olla grande y cocina a fuego medio, sin tapar, durante 30 minutos.

Agrega las otras 2 tazas de agua y prosigue la cocción durante otros 25 minutos o hasta que las alubias se ablanden. Reserva.

Introduce el ajo, el cilantro, el jengibre, el coco y ½ taza de agua en una batidora y procesa a velocidad media hasta obtener una consistencia líquida. Reserva.

Calienta una cacerola grande a fuego medio. Agrega primero el aceite y después los granos de mostaza, las semillas de comino, la asafétida y las hojas de curry. Cuando las semillas comiencen a saltar, incorpora la mezcla de coco. A continuación, añade el ajowan, la cúrcuma, el masala o la pimienta de Cayena y la sal. Cocina sin dejar de remover durante un minuto hasta que los ingredientes se hayan dorado. Agrega las alubias y el agua de cocción y mezcla bien.

La receta continúa→

Enjuaga la batidora con ½ taza de agua y vierte el líquido en la sopa.

Lleva a ebullición y deja que hierva durante 1 minuto más.

La alubia carilla es dulce y astringente, de energía fría y vipaka picante. Si bien resulta difícil de digerir y podría fermentar en el intestino, la asafétida, las semillas de comino y el ajowan evitan que esto suceda.

Vata puede consumir este plato de forma esporádica incrementando la cantidad de las tres especias mencionadas.

Usos medicinales: resulta favorable para la lactancia.

Bhaji de guisantes

V↑ P↓ K↓   Resultan 6 raciones

1 taza de guisantes enteros secos	2 cucharadas de aceite de cártamo
6-7 tazas de agua	1 cucharadita de semillas de comino
2 dientes de ajo, picado	1 cucharadita de granos de mostaza negra
1 manojo pequeño de hojas de cilantro, picado	1 pizca de asafétida
1 trozo de 3,5 cm (1 pulgada y media) de jengibre fresco, pelado y picado fino	4 hojas de curry, frescas o secas
	½ cucharadita de ajowan
1 cucharada colmada de coco rallado, sin endulzar	½ cucharadita de cúrcuma
	½ cucharadita o más de masala
½ taza de agua	½ cucharadita de sal

Lava los guisantes y déjalos en remojo durante la noche. Al día siguiente, escurre y desecha el agua de remojo, así como los guisantes pequeños y duros.

Introduce los guisantes junto con 4 tazas de agua en una olla mediana y cocina a fuego medio-alto, sin tapar, durante 30 minutos.

Agrega otras 2 tazas de agua y prosigue la cocción durante 35-40 minutos hasta que se ablanden.

Incorpora el ajo, el cilantro, el jengibre, el coco y la ½ taza de agua en una batidora y procesa hasta obtener una consistencia líquida.

Calienta una cacerola y añade el aceite, los granos de mostaza, las semillas de comino, la asafétida y las hojas de curry. Cocina durante unos instantes hasta que comiencen a saltar las semillas; a continuación, agrega la mezcla de coco, el ajowan, la cúrcuma, el masala y la sal.

Remueve y mezcla durante un minuto e incorpora los guisantes junto con el líquido de cocción. Si el bhaji te quedara demasiado espeso, enjuaga la batidora con la última taza de agua y añádela.

La receta continúa →

Lleva a ebullición durante un minuto, tapa y apaga el fuego.

Los guisantes son astringentes y amargos, de energía fría y vipaka picante. Vata puede consumirlos de forma esporádica. Este plato equilibra los otros dos doshas y resulta laxante y energético.

Bhaji de alubias rojas

V↓ P↓ K↑   Resultan 6 raciones

1 taza de alubias rojas
6-7 tazas de agua
2 dientes de ajo, picados
1 trozo de 2,5 cm (1 pulgada) de hojas de cilantro fresco, picado
1 cucharada colmada de coco rallado, sin endulzar
½ taza de agua
4 cucharadas de aceite de cártamo

1 cucharadita de granos de mostaza negra
1 cucharadita de semillas de comino
1 pizca de asafétida
5 hojas de curry, frescas o secas
½ cucharadita de ajowan
½ cucharadita de cúrcuma
½ cucharadita de masala
½ cucharadita de sal

Deja en remojo las alubias durante la noche y lávalas dos veces. Escúrrelas y desecha el agua.

Introdúcelas junto con 4 tazas de agua en una olla sopera y cocina a fuego medio, sin tapar, durante 30 minutos.

Vierte otras 2 tazas de agua y prosigue la cocción, sin tapar, durante 30-40 minutos o hasta que las alubias se ablanden.

Coloca el jengibre, el ajo, el cilantro, el coco y ½ taza de agua en una batidora y procesa a velocidad media hasta obtener una consistencia líquida.

Calienta una cacerola mediana y añade el aceite, los granos de mostaza, las semillas de comino, la asafétida y las hojas de curry. Deja saltar las semillas y agrega la mezcla de coco, seguida por el ajowan, la cúrcuma, el masala y la sal. Cocina sin dejar de remover durante 1 minuto hasta que los ingredientes se hayan dorado ligeramente.

Agrega las alubias junto con el agua de cocción. Mezcla bien.

Si el bhaji te quedara demasiado espeso, enjuaga la batidora con la última taza de agua y añádela al guiso.

La receta continúa→

Deja que hierva durante 1 minuto y sirve. Decora con cilantro y coco.

Si bien este plato equilibra el tridosha, pitta debería evitar el ajo y kapha ha de usarlo con moderación. La asafétida, el ajo y el ajowan ayudan a vata y kapha a digerir las legumbres.

Bhaji de judías de Lima

V↓ P↓ K↓   Resultan 4 raciones

1 trozo de 1,25 cm (media pulgada) de jengibre fresco, pelado y picado fino
1 diente de ajo, picado
1 puñado pequeño de coco rallado, sin endulzar
½ taza de agua
2 cucharadas de aceite de cártamo
1 cucharadita de granos de mostaza negra
1 cucharadita de semillas de comino
1 pizca de asafétida
½ cucharadita de cúrcuma
1 pizca de pimienta de Cayena
½ cucharadita de masala
½ cucharadita de sal
1 taza y media de judías de Lima frescas o congeladas
2 tazas de agua

Introduce el jengibre, el ajo, el cilantro, el coco y ½ taza de agua en una batidora y procesa hasta obtener una textura suave.

Calienta una cacerola a fuego medio y añade primero el aceite y después los granos de mostaza, las semillas de comino y la asafétida. Remueve hasta que comiencen a saltar las semillas.

A continuación, agrega la cúrcuma y el masala. Saltea durante unos instantes e incorpora la mezcla de coco sin dejar de remover hasta que se haya dorado ligeramente.

Añade las judías y remueve suavemente para combinarlas bien con las especias. Agrega la sal y el agua. Lleva a ebullición.

Tapa, reduce el calor y prosigue la cocción a fuego medio. Cocina durante 12-15 minutos hasta que las legumbres se ablanden. Escurre y sirve.

Vata puede aumentar un poco la cantidad de pimienta de Cayena, masala y aceite para favorecer la digestión de este plato y ha de consumirlo con moderación.

Bhaji de mung dal y verduras

V↓ P↓ K↓   Resultan entre 4 y 6 raciones

2 tazas en total de judías verdes, brécol, calabacín, zanahorias, patatas o berenjena, según los doshas (usa 1 o varias verduras)

2 tazas de mung dal

5 tazas de agua

1 cucharada de aceite de cártamo

1 cucharadita de semillas de comino

½ cucharadita de granos de mostaza negra

1 manojo pequeño de cilantro fresco, picado

2 dientes de ajo, picados

1 pizca de asafétida

¼ de cucharadita de cúrcuma

½ cucharadita de sal

½ cucharadita de masala o pimienta de Cayena

Lava y prepara las verduras cortándolas en trozos pequeños. Lava la mung dal.

Introduce las legumbres, las verduras y el agua en una cacerola. Tapa parcialmente y cocina durante 30 minutos hasta que los ingredientes se ablanden. Remueve a menudo para evitar que se peguen.

Calienta el aceite a fuego medio en una olla grande y añade los granos de mostaza y las semillas de comino. Remueve hasta que las semillas comiencen a saltar y agrega el cilantro, el ajo y la asafétida. Cocina hasta que el ajo se haya dorado ligeramente.

Incorpora la mezcla de mung dal y verduras, y a continuación añade la cúrcuma, la sal y el masala.

Lleva a ebullición, apaga el fuego y sirve.

(BAINGAN) Berenjena

Salteado de espárragos picante

V↓ P↓ K↓   Resultan 4 raciones

2 tazas o unos 340 g (¾ de libra)
   de espárragos
1 cucharada de ghee
1 pizca de granos de mostaza
   negra

1 pizca de semillas de comino
1 pizca de pimienta de Cayena
1 pizca de sal

Lava bien los espárragos y retira la parte dura. Córtalos en dos.

Calienta una cacerola poco profunda y añade el ghee, los granos de mostaza, las semillas de comino y la pimienta de Cayena. Cuando las semillas comiencen a saltar, agrega los espárragos y la sal. Saltea, removiendo suavemente, durante 4-5 minutos.

Tapa, apaga el fuego y deja reposar durante unos minutos.

Los espárragos son astringentes, dulces, refrescantes y diuréticos. Equilibran el tridosha y resultan moderadamente laxantes. Vata puede añadir un poco más de pimienta de Cayena, pitta más semillas de comino y kapha más granos de mostaza.

Melón amargo relleno

V↑ P↓ K↓   Resultan 4 raciones

2 melones amargos

2 dientes de ajo, picados finísimos

1 manojo pequeño de cilantro, picado

1 trozo de 3,5 cm (1 pulgada y media) de jengibre fresco, pelado y picado fino

2 cucharadas colmadas de coco rallado, sin endulzar

½ taza de agua

2 cucharadas de cacahuetes, tostados y molidos

2 cucharadas de semillas de sésamo, tostado y molido

½ cucharadita de masala

¼ de cucharadita de cúrcuma

½ cucharadita de sal

3 cucharadas de aceite de cártamo

½ cucharadita de granos de mostaza negra

½ cucharadita de semillas de comino

1 pizca de asafétida

1 taza de agua

Lava y seca los melones. Retira los extremos y parte por la mitad cada melón, después corta cada mitad a lo largo, sin llegar hasta abajo, hasta alrededor de 1,25 cm (½ pulgada) de la base, de modo que puedas abrir los cuatro trozos para el relleno. Asegúrate de no cortarlos del todo.

Introduce el ajo, el cilantro, el jengibre, el coco y ½ taza de agua en una batidora y procesa hasta obtener una consistencia líquida.

Vierte la mezcla de coco en un cuenco y agrega primero los cacahuetes y el sésamo molidos y después el masala, la cúrcuma y la sal. Mezcla bien.

Abre suavemente el melón y rellénalo de esta mezcla. Hazlo con las manos, ya que resulta bastante líquida.

Calienta una cacerola poca profunda a fuego medio. Añade el ghee, los granos de mostaza, las semillas de comino y la asafétida. Cuando las semillas comiencen a saltar, agrega los melones rellenos y la mezcla del relleno que haya sobrado.

La receta continúa →

Enjuaga la batidora con una taza de agua y vierte el líquido en la cacerola.

Tapa parcialmente y cocina a fuego medio-bajo durante 20-25 minutos rociando los melones con su propio jugo de vez en cuando, hasta que estén tiernos al tacto.

El melón amargo, como su nombre indica, es amargo, de energía fría y vipaka picante. Resulta jugoso y fácil de digerir. Dado que puede estimular vata, las personas con predominio de este dosha deberían aumentar un poco la cantidad de asafétida, sal y sésamo tostado para contrarrestar este efecto.

Guindillas amarillas rellenas

V↓ P↑ K↓   Resultan 4 raciones

225 g (½ libra) de guindillas amarillas de alrededor de 5 cm (2 pulgadas)
½ taza de cacahuetes, tostados y molidos
½ taza de semillas de sésamo, tostado y molido
2 cucharadas de coco rallado, sin endulzar
1 cucharada de hojas de cilantro fresco, picado

¼ de taza de agua
3 cucharadas de aceite de cártamo
½ cucharadita de granos de mostaza negra
½ cucharadita de semillas de comino
¼ de cucharadita de sal
¼ de cucharadita de cúrcuma
1 pizca de asafétida

Lava y seca las guindillas. Realiza una raja de arriba abajo en un lado de cada guindilla desde debajo del tallo a la punta, formando un hueco para rellenar. Extrae las semillas si prefieres un plato más suave.

Introduce los cacahuetes y el sésamo molidos, el coco, el cilantro y el agua en una batidora. Procesa a velocidad baja hasta obtener una pasta gruesa.

Rellena las guindillas cuidadosamente con esta pasta.

Calienta una sartén a fuego medio y añade primero el aceite y después los granos de mostaza, las semillas de comino, la sal, la cúrcuma y la asafétida. Saltea hasta que las semillas comiencen a saltar.

Agrega las guindillas rellenas y fríe a fuego medio, girándolas a menudo hasta que la piel se dore y se ablande.

Estas guindillas son moderadamente picantes, con excepción de las semillas situadas cerca del tallo que son sumamente picantes.

Las guindillas son picantes, caloríficas, agudas, penetrantes y estimulantes. Constituyen un buen digestivo y activan el agni.

Pitta puede consumir este plato de forma esporádica usando mayor cantidad de coco, cilantro y semillas de comino.

Quimbombó relleno

V↓ P↓ K↓   Resultan 4 raciones

450 g (1 libra) de quimbombó
   fresco
½ taza de semillas de sésamo,
   tostado y molido
½ taza de cacahuetes, tostados
   y molidos
2 cucharadas de coco rallado, sin
   endulzar
¼ de cucharadita de cúrcuma
½ cucharadita de masala
1 pizca de asafétida
¼ de cucharadita de sal

1 cucharada de hojas de cilantro
   fresco, picado
1 cucharada de harina de
   garbanzo
¼ de taza de agua
3 cucharadas de aceite de
   cártamo
½ cucharadita de semillas de
   comino
½ cucharadita de granos de
   mostaza negra

Lava el quimbombó, sécalo y retira los extremos. Realiza una raja de arriba abajo en un lado de cada pieza con la punta afilada de un cuchillo, formando un hueco para rellenar.

Mezcla las semillas de sésamo, los cacahuetes (no los sustituyas por mantequilla de cacahuete), el coco, la cúrcuma, el masala, la asafétida, el cilantro, la sal, la harina de garbanzo y el agua hasta obtener una pasta. Resulta más fácil si usas las manos.

Abre cada quimbombó y rellénalo con la pasta.

Calienta una sartén a fuego medio y añade el aceite, las semillas de comino y los granos de mostaza. Cocina hasta que las semillas comiencen a saltar.

Agrega los quimbombós y fríe a fuego medio, girándolos a menudo durante 10-15 minutos hasta que estén dorados y crujientes.

El quimbombó es tridóshico y laxante. Pitta debería incrementar la cantidad de cilantro y coco; y vata y kapha los granos de mostaza.

Tomates rellenos

V↑↓ P↑ K↑   Resultan entre 4 y 5 raciones

9 tomates pequeños de alrededor de 5 cm (2 pulgadas) o tomates italianos

1 trozo de 2,5 cm (1 pulgada) de jengibre fresco, pelado y picado fino

2 dientes de ajo

1 manojo de hojas de cilantro fresco

2 cucharadas de coco rallado, sin endulzar

½ taza de agua

1 taza de cacahuetes, tostados y molidos

¼ de cucharadita de cúrcuma

½ cucharadita de masala

½ cucharadita de sal

2 cucharadas de Sucanat u otro azúcar natural

2 cucharadas de aceite de cártamo

½ cucharadita de granos de mostaza negra

½ cucharadita de semillas de comino

1 pizca de asafétida

2 tazas de agua

Lava los tomates. Corta cada uno a lo largo desde la punta hasta alrededor de 1,25 cm (media pulgada) del tallo y realiza otro corte formando una cruz (+). Asegúrate de no cortarlos del todo.

Introduce el jengibre, el ajo, el cilantro, el coco y ½ taza de agua en una batidora y procesa hasta obtener una consistencia líquida.

Combina la mezcla de coco con los cacahuetes, la cúrcuma, el masala, la sal y el azúcar formando una pasta. Resulta más fácil si usas las manos.

Abre los tomates y rellénalos de la pasta con las manos.

Calienta una sartén honda a fuego medio y añade el aceite, las semillas de comino, los granos de mostaza y la asafétida. Remueve hasta que las semillas comiencen a saltar.

Agrega los tomates y remueve con cuidado.

La receta continúa→

Vierte las 2 tazas de agua y lleva a ebullición. Baja el fuego y tapa parcialmente. Cocina durante alrededor de 10 minutos hasta que se ablanden.

Al pertenecer a la familia de las solanáceas, los tomates suelen ejercer un impacto negativo en el equilibrio tridóshico si se consumen en exceso. La condimentación de esta receta contribuye a disminuir este efecto.

Vata puede incrementar la cantidad de ajo y ha de consumir este plato de forma esporádica.

Vadha de patata

V↑ P↓ K↓ Resultan entre 4 y 5 raciones

5 patatas blancas
1 guindilla verde, picada
1 trozo de 3,5 cm (pulgada y media) de jengibre fresco, pelado y picado fino
½ taza de agua
1 cucharadita de semillas de comino
½ cucharadita de cúrcuma
1 pizca de asafétida
½ cucharadita de semillas de ajowan
1 cucharadita de semillas de sésamo
½ cucharadita de sal
1 manojo pequeño de cilantro, picado

Rebozado:
1 taza y media de harina de garbanzo
½ cucharadita de cúrcuma
¼ de cucharadita de semillas de ajowan
1 pizca de bicarbonato de sodio
¾ de taza de agua (aproximadamente)
aceite para freír

Hierve las patatas con piel. Escurre y deja enfriar. Después, pélalas y aplástalas.

Introduce la guindilla, el jengibre y la ½ taza de agua en una batidora y procesa hasta obtener una consistencia líquida.

Esparce las especias, las semillas, la sal y el cilantro sobre el puré de patata. Añade la mezcla de jengibre y mezcla bien, mejor con las manos. Prepara hamburguesas de un diámetro aproximado de 5 cm (2 pulgadas) y un grosor de alrededor de 1,25 cm (½ pulgada), formando bolitas y aplanándolas con las manos.

Para elaborar el rebozado, combina la harina de garbanzo con cúrcuma y ajowan y mezcla bien. A continuación, ve agregando el agua poco a poco, removiendo enérgicamente hasta obtener una pasta de una textura media-gruesa. Añade el bicarbonato de sodio y mezcla suavemente. Reserva durante 5-10 minutos.

La receta continúa→

Calienta el aceite en una cacerola gruesa o una sartén honda, hasta que chisporrotee al echar un poco de rebozado.

Sumerge las hamburguesas de patata en el rebozado, escurre un poco, y échalas con cuidado en el aceite hasta quedar cubiertas.

Fríe, girando a menudo, durante 5 minutos hasta que cada hamburguesa haya adquirido un color dorado.

Sirve con chutney de coco o de menta. Constituye un buen menú para almorzar o para llevar de pícnic.

La harina de garbanzo posee una textura granulosa y está disponible en los establecimientos indios. La harina de trigo integral no es un buen sustituto ya que posee una textura diferente.

Dado que las patatas tienden a desequilibrar vata, las personas con predominio de este dosha han de añadir una cantidad extra de asafétida y ajowan. Pitta debería incrementar las semillas de comino y cilantro, y kapha la guindilla y la cúrcuma.

Kapha ha de consumir este plato con moderación.

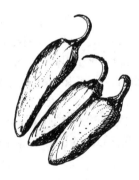

Samosas

V↑ P↓ K↓ Resultan 4 raciones

Relleno
4 patatas medianas
  (alrededor de 2 tazas)
2 tazas de verduras
  (las zanahorias, los
  guisantes frescos y la coliflor
  resultan especialmente
  adecuadas)
1 manojo de cilantro,
  picado fino
1 cucharadita de semillas de
  cilantro, molido
1 cucharadita de semillas de
  comino, molido

¼ de cucharadita de canela,
  molida
½ cucharadita de cúrcuma
½ cucharadita de sal
½ cucharadita de pimienta de
  Cayena

Masa
3 tazas de harina común
¼ de taza de aceite de cártamo
½ cucharadita de sal
¾ de taza de agua
  (aproximadamente)
aceite para freír

Relleno:

Lava las patatas y hiérvelas enteras con piel hasta que se ablanden.

Lava las verduras y córtalas en trocitos. Cocina, con poca agua, justo hasta que se ablanden.

Cuando se hayan cocinado las patatas, déjalas enfriar. Después, pélalas y córtalas en cubitos.

Escurre las verduras cocidas y combínalas con las patatas. Añade el cilantro en hoja y en polvo, el comino, la canela, la cúrcuma, la sal y la guindilla, y mezcla bien.

Masa:

Mezcla la harina y la sal en un recipiente poco profundo.

Calienta el cuarto de taza de aceite de cártamo hasta que un poco de masa chisporrotee al echarla.

La receta continúa→

Forma un hueco en la harina y vierte el aceite caliente en su interior. Mezcla bien con las manos.

Ve agregando unas cuantas cucharadas de agua cada vez y sigue amasando con las manos hasta obtener una textura gruesa y homogénea que no se pegue a los dedos.

Tapa la masa y reserva durante alrededor de 20 minutos.

Elaboración de las samosas:

Forma una bola del tamaño de una nuez con un trozo de masa. Estírala en una superficie ligeramente enharinada hasta obtener un círculo de un diámetro de 10-12 cm (4-5 pulgadas) y un grosor de alrededor de 3 mm (⅛ de pulgada).

Coloca alrededor de 2 cucharadas del relleno, ya enfriado, en el centro del círculo y cúbrelo plegando un borde cada vez hasta crear una forma triangular. Presiona bien los bordes. Si no se adhieren bien, humedécelos con un poco de agua o leche y vuelve a intentarlo. Cuando hayas rellenado todas las samosas, fríelas. Calienta el aceite hasta que un poco de masa chisporrotee al echarla. Fríe 1 o 2 samosas durante 4-5 minutos, girando a menudo hasta que se hayan dorado ligeramente.

Escurre el aceite sobrante con un papel absorbente y sirve con chutney de menta.

Kapha debería consumir este plato con moderación, al ser un frito. Posee las mismas cualidades que el vadha de patata.

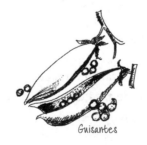

Guisantes

Pakoras de cilantro fresco

V↓ P↓ K↓↑   Resultan 4 raciones

4 tazas de cilantro fresco	½ cucharadita de pimienta de
2 tazas de harina de garbanzo	Cayena
1 cucharadita de semillas de	½ cucharadita de sal
ajowan	¼ de taza de agua
½ cucharadita de cúrcuma	2 pizcas de bicarbonato de sodio
1 pizca de asafétida	aceite para freír

Desecha los tallos más largos del cilantro. Lava y seca las hojas con golpecitos y a continuación colócalas en un cuenco poco profundo.

Combina las especias con la harina, mezclando bien. Agrega la mitad de la harina al cilantro y mezcla para cubrirlo. Lo mejor es hacerlo con las manos.

Incorpora el resto de la harina y mezcla bien.

Ve vertiendo un poco de agua cada vez, sin dejar de amasar hasta obtener una pasta espesa y pegajosa.

Esparce el bicarbonato de sodio por encima y mézclalo ligeramente. Reserva durante 15-20 minutos.

Calienta abundante aceite sin que llegue a humear, hasta que una porción de masa salga a la superficie al echarla.

Ve echando porciones de masa del tamaño de una cucharadita en el aceite, de modo que queden cubiertas. Usar una cucharita les dará la forma de un dumpling, mientras que los dedos les otorgan una forma más delicada e interesante. Remueve y gira las pakoras durante 4-5 minutos hasta que estén doradas por todos los lados. Escurre y sirve caliente.

El cilantro es astringente y dulce, de energía fría y vipaka dulce. Resulta ligero y especialmente calmante para pitta. Se trata de una receta tridóshica.

Kapha debería consumir este plato con moderación.

Pakoras de cebolla

V↓↑ P↑ K↑↓   Resultan entre 2 y 3 raciones

1 cebolla grande
1 taza y cuarto de harina de
   garbanzo
1 cucharadita de ajowan
½ cucharadita de cúrcuma
1 pizca de asafétida

¼ de cucharadita de pimienta de
   Cayena
2-3 cucharadas de agua
2 pizcas de bicarbonato de sodio
½ cucharadita de sal
aceite para freír

Parte la cebolla por la mitad a lo largo y córtala en juliana.

Añade las especias y la sal a la harina, mezcla bien, y esparce la mitad de la harina por las rodajas de cebolla. Remueve bien, preferiblemente con las manos, para cubrir la cebolla. Agrega el resto de la harina, mezclando todo bien.

Ve vertiendo el agua, gota a gota, sin dejar de amasar con las manos, hasta obtener una pasta gruesa y pegajosa.

Esparce el bicarbonato de sodio sobre esta pasta y mézclalo ligeramente.

Reserva durante alrededor de 10 minutos.

Calienta abundante aceite sin que llegue a humear, hasta que una porción de masa salga a la superficie al echarla.

Forma piezas individuales y ve echándolas con cuidado en el aceite hasta quedar cubiertas. Gíralas y muévelas durante 4-5 minutos hasta que se vuelvan ligeramente doradas. Escurre y sirve caliente.

La cebolla cruda es picante, de energía caliente y vipaka picante, por lo que resulta difícil de digerir. Kapha puede añadir un poco de pimienta de Cayena para suavizarla y debería consumirla de forma esporádica.

Usos medicinales: las cebollas cocinadas resultan sumamente efectivas para regular los trastornos relacionados con vata.

Pakoras de espinacas

V↑ P↓↑ K↑   Resultan 4 raciones

4 tazas de espinacas frescas
2 tazas de harina de garbanzos
1 cucharadita de semillas de
   ajowan
½ cucharadita de cúrcuma
1 pizca de asafétida

½ cucharadita de pimienta de
   Cayena
½ cucharadita de sal
¼ de taza de agua
2 pizcas de bicarbonato de sodio
aceite para freír

Retira los tallos de las espinacas. Lávalas, remuévelas para secarlas y córtalas en trozos más bien pequeños.

Añade todas las especias a la harina y mezcla bien. Agrega la mitad de la harina a las espinacas y mezcla hasta quedar cubiertas. Lo mejor es utilizar las manos. Incorpora el resto de la harina y amasa bien.

Ve vertiendo el agua, un poco cada vez, sin dejar de amasar con las manos hasta obtener una masa gruesa y pegajosa.

Esparce el bicarbonato de sodio por encima de la masa y mézclalo ligeramente.

Reserva durante 15-20 minutos.

Calienta abundante aceite sin que llegue a humear, hasta que una porción de masa salga a la superficie al echarla.

Ve echando porciones de masa del tamaño de una cucharadita en el aceite, de modo que queden cubiertas. Usar una cucharita les dará la forma de un dumpling, mientras que los dedos les otorgan una forma más delicada e interesante. Remueve y gira las pakoras durante 4-5 minutos hasta que estén doradas por todos los lados. Escurre y sirve caliente.

La espinaca cocinada es astringente y ácida, de energía caliente y vipaka dulce. Apacigua vata y kapha si se consume con moderación,

La receta continúa→

pero estimula pitta. Resulta difícil de digerir y puede ejercer un efecto laxante. Vata y kapha pueden consumir este plato ocasionalmente, el primero aumentando la cantidad de asafétida y sal, y añadiendo una pizca de ajowan, y el segundo incrementando la cantidad de cúrcuma y pimienta de Cayena.

Las personas aquejadas de cálculos renales o biliares deben evitar el consumo de espinacas.

Pakoras de verduras

V↓ P↓ K↓   Resultan entre 4 y 6 raciones

Puedes llenar 4 tazas con cualquier verdura que sea adecuada según tu constitución:

— pimientos verdes, cortados en rodajas de unos 6 mm (¼ de pulgada)
— daikon, cortado en rodajas finas
— champiñones, cortados a lo largo en rodajas de unos 6 mm (¼ de pulgada)
— calabacines, cortados en rodajas de unos 8 mm (⅓ de pulgada)
— guindillas verdes grandes, cortadas a lo largo hasta 2,5 cm (1 pulgada) del tallo
— patata o boniato, cortados en rodajas finas

½ cucharadita de semillas de comino	½ cucharadita de pimienta de Cayena
¼ de cucharadita de semillas de ajowan	3 tazas de harina de garbanzo
¼ de cucharadita de sal	2 pizcas de bicarbonato de soda
¼ de cucharadita de cúrcuma	1 taza de agua
	aceite para freír

Combina bien la harina, las especias y la sal.

Añade ½ taza de agua y mezcla bien hasta obtener una textura suave. Después, agrega el resto del agua, mezclando bien hasta conseguir la consistencia de la masa de tortitas. Lo mejor es amasar con las manos.

Incorpora el bicarbonato de sodio. Tapa y deja reposar durante 20-30 minutos.

Lava, seca y prepara las verduras.

Calienta el aceite en una sartén gruesa y honda hasta que una porción de masa chisporrotee al echarla.

La receta continúa→

Ve sumergiendo cada trozo de verdura en la masa, sacúdelos ligeramente y échalos en el aceite, de modo que queden cubiertos. Dales la vuelta a menudo con una espumadera durante 3-6 minutos, según la verdura, hasta que se hayan dorado.

Si bien se trata de un plato equilibrador, pitta debería aumentar la cantidad de semillas de comino, kapha de pimienta de Cayena y vata de ajowan.

Kapha puede consumir este plato de forma esporádica.

Raitas

El raita constituye un sabroso condimento que favorece la digestión de los alimentos y cuyo principal ingrediente es el yogur. En sí mismo, el yogur es ácido, calorífico y difícil de digerir, aunque las especias incluidas en las siguientes recetas facilitan su digestión. Es fundamental tomarlo en pequeñas cantidades, una o dos cucharadas con la comida. El Ayurveda no recomienda una ingesta abundante de yogur excepto en caso de padecer ciertas enfermedades.

RAITA DE ZANAHORIA

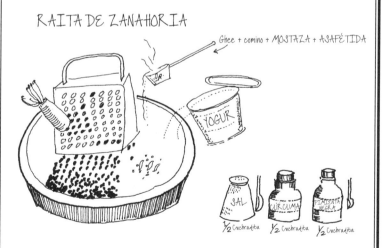

Ghee + comino + MOSTAZA + ASAFÉTIDA

YOGUR

SAL — ½ Cucharadita

CÚRCUMA — ½ Cucharadita

PIMIENTA NEGRA — ½ Cucharadita

Raita de remolacha

V↓ P↑ K↓   Resultan entre 4 y 6 raciones

1 taza de remolacha cruda,
    pelada y rallada
2 cucharadas de ghee
½ cucharadita de granos de
    mostaza negra
½ cucharadita de semillas de
    comino
1 pizca de asafétida

1 cucharada de cilantro, picado
½ guindilla verde pequeña, o
    bien 1 pizca generosa de
    pimienta de Cayena
5 hojas de curry, frescas o secas
1 taza de yogur natural
¼ de cucharadita de sal

Mezcla la remolacha con el yogur y remueve suavemente.

Calienta el ghee a fuego medio en una cacerola. Agrega los granos de mostaza negra, las semillas de comino y la asafétida. Remueve hasta que las semillas comiencen a saltar. Incorpora el cilantro, las hojas de curry y la guindilla o pimienta de Cayena. Mezcla enérgicamente y retira del fuego. Deja que se enfríe un poco y añade la condimentación a la mezcla de yogur con remolacha. Remueve bien.

Resultan 4-6 raciones como acompañamiento, 1 o 2 cucharadas por persona.

Las remolachas son dulces, de energía fría y vipaka picante. Aunque la cualidad picante podría agravar pitta, las personas con predominio de este dosha pueden consumir este condimento de forma esporádica, especialmente con algún ingrediente apaciguador de pitta como el cilantro. Igualmente, kapha puede tomar este plato de vez en cuando.

Las especias incluidas en la receta contribuyen a aligerar las propiedades pesadas del yogur.

La remolacha favorece la formación de sangre y constituye un buen tónico sanguíneo.

Raita de zanahoria

V↓ P↑ K↓   Resultan entre 6 y 8 raciones

1 taza de zanahorias crudas
½ guindilla verde, picada fina
2 cucharadas de ghee
½ cucharadita de granos de
    mostaza negra
½ cucharadita de semillas de
    comino

1 pizca de asafétida
1 puñado pequeño de hojas de
    cilantro, picado
1 taza de yogur natural
¼ de cucharadita de sal

Lava las zanahorias y rállalas con un rallador medio-fino.

Mezcla suavemente las zanahorias con el yogur.

Calienta el ghee a fuego medio en una cacerola. Agrega los granos de mostaza negra, las semillas de comino y la asafétida. Remueve hasta que las semillas comiencen a saltar e incorpora la guindilla y el cilantro. Retira del fuego.

Combina las especias y la sal con la mezcla de yogur y zanahoria.

Resultan 6-8 raciones como acompañamiento, 1 o 2 cucharadas por persona.

Aunque las cualidades picante y calorífica de la zanahoria podrían desequilibrar pitta, las personas con predominio de este dosha pueden consumir este condimento de forma esporádica añadiendo una mayor cantidad de semillas de comino y cilantro. Igualmente, kapha puede tomar este plato de vez en cuando.

No es recomendable el consumo frecuente de zanahorias durante el embarazo.

Raita de pepino

V↓ P↓ K↑   Resultan entre 4 y 6 raciones

2 pepinos
3 cucharadas de ghee
½ cucharadita de granos de
    mostaza negra
½ cucharadita de semillas de
    comino
1 pizca de asafétida
4 hojas de curry, frescas o secas

½ cucharadita de sal
1 puñado pequeño de hojas de
    cilantro, picado
1 pizca de pimienta de Cayena, o
    bien ½ guindilla pequeña,
    picada
½ taza de yogur natural

Pela y ralla los pepinos desechando el exceso de líquido. Calienta el ghee en una cacerola a fuego medio y añade los granos de mostaza, las semillas de comino, la asafétida, las hojas de curry y la sal. Cocina durante unos instantes hasta que las semillas comiencen a saltar. Agrega la pimienta de Cayena o la guindilla y el cilantro, remueve la cacerola y retírala del fuego.

Mezcla el pepino rallado con el yogur en un cuenco.

Incorpora las especias una vez enfriadas, mezcla bien y sirve.

Resultan entre 4-6 raciones como acompañamiento, 1 o 2 cucharadas por persona.

El pepino es dulce, refrescante y de piel amarga.

Dado que tanto el pepino como el yogur podrían irritar kapha, las personas con predominio de este dosha pueden consumir este condimento de forma esporádica, con una mayor cantidad de asafétida y granos de mostaza.

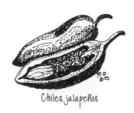

Chiles jalapeños

Raita de espinacas

V↑ P↑ K↓   Resultan entre 4 y 6 raciones

1 manojo grande de espinacas crudas (alrededor de 4 tazas)
2 cucharadas de ghee
½ cucharadita de granos de mostaza negra
½ cucharadita de semillas de comino
1 pizca de asafétida
4 hojas de curry, frescas o secas
2 cucharadas de hojas de cilantro, picadas
1 pizca generosa de pimienta de Cayena
½ taza de cacahuetes, tostados y molidos (no mantequilla de cacahuete)
¼ de cucharadita de sal
1 taza de yogur natural

Retira los tallos y lava y pica las espinacas en trozos pequeños.

Calienta el ghee en una cacerola a fuego medio-alto. Añade los granos de mostaza, las semillas de comino, las hojas de curry y la asafétida. Cocina a fuego suave hasta que las semillas comiencen a saltar.

Agrega el cilantro y la pimienta de Cayena, y retira del fuego.

Mezcla suavemente las espinacas, el yogur, los cacahuetes y la sal en un cuenco. Incorpora las especias una vez enfriadas, remueve y sirve.

Resultan entre 4-6 raciones como acompañamiento, 1 o 2 cucharadas por persona.

Si bien las especias incluidas en esta receta contribuyen a mitigar parte de las cualidades ásperas y refrescantes de las espinacas, vata y pitta deberían consumir este condimento de forma esporádica o con fines medicinales. Como hemos visto anteriormente, la espinaca es un purificador de la sangre. Su consumo está desaconsejado para las personas aquejadas de cálculos renales o biliares.

Raita de tomate

V↓ P↑ K↓ *Resultan entre 8 y 10 raciones*

4 tazas de tomates frescos,
  picados
1 taza de yogur
2 cucharadas de ghee
½ cucharadita de semillas de
  comino
½ cucharadita de granos de
  mostaza negra

1 pizca de asafétida
5 hojas de curry, frescas o secas
1 manojo pequeño de cilantro,
  picado
1 pizca generosa de pimienta de
  Cayena, o bien ½ guindilla
  verde pequeña, picada
¼ de cucharadita de sal

Lava y pica los tomates en trocitos más bien pequeños.

Mezcla suavemente los tomates con el yogur y reserva.

Calienta un cazo a fuego medio y añade el ghee. Cuando esté caliente, agrega los granos de mostaza, las semillas de comino, la asafétida y las hojas de curry. Remueve hasta que las semillas comiencen a saltar. Incorpora el cilantro, la pimienta de Cayena o la guindilla. Remueve y retira del fuego.

Añade las especias a la mezcla de tomate y yogur. Sazona y mezcla bien. Sirve una o dos cucharadas por persona como acompañamiento.

Si consultas el capítulo «La combinación de los alimentos», descubrirás que los tomates y el yogur son incompatibles. Pues bien, esta receta es un buen ejemplo de cómo una correcta combinación de especias y hierbas puede contribuir a equilibrar alimentos incompatibles.

Pitta puede consumir este condimento con moderación aumentando la cantidad de cilantro, semillas de comino y hojas de curry, y omitiendo la pimienta de Cayena, la guindilla y la asafétida.

Encurtidos y chutneys

Si bien los encurtidos y chutneys aportan colorido, viveza y sabor a los platos, su principal función en la cocina ayurvédica consiste en estimular y aumentar el fuego digestivo y favorecer la digestión. Al igual que los raitas, han de consumirse en pequeñas cantidades.

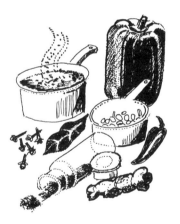

Encurtido de zanahoria

V↓ P↓ K↓

2 zanahorias
  (alrededor de 1 taza)
3 cucharadas de aceite
1 cucharadita de granos de
  mostaza negra
	1 pizca de asafétida
	1 cucharadita de pickle masala
	2 pizcas de sal

Lava y seca a fondo las zanahorias. Después pélalas y córtalas en trozos muy pequeños.

Calienta el aceite en un cazo a fuego medio y añade los granos de mostaza y la asafétida. Remueve hasta que las semillas comiencen a saltar. Deja enfriar y esparce las especias por encima de las zanahorias.

Agrega el pickle masala y la sal. Remueve bien.

Tapa y guarda en el frigorífico. Puede conservarse durante 1 mes SIEMPRE Y CUANDO no caiga ni una gota de agua en el encurtido, como al usar una cuchara húmeda para sacar el contenido del tarro. El agua hará que fermente y se estropee. Ha de consumirse en pequeñas cantidades con la comida.

El pickle masala puede adquirirse en establecimientos indios. Se trata de un condimento diferente al masala que también aparece en otras recetas del libro.

Pitta y vata han de consumir este encurtido con moderación.

Encurtido de cúrcuma

V↓ P↓ K↓

1 taza de rizomas
de cúrcuma fresca
3 cucharadas de aceite
1 cucharadita de granos de
mostaza negra

1 pizca de asafétida
1 cucharadita de pickle masala
2 pizcas de sal

Lava y seca a fondo los rizomas. Después pélalos y córtalos en trozos muy pequeños.

Calienta el aceite y añade los granos de mostaza y la asafétida. Remueve hasta que las semillas comiencen a saltar. Deja enfriar y esparce las especias por encima de los trozos de cúrcuma.

Agrega el pickle masala y la sal. Remueve bien.

Tapa y guarda en el frigorífico. Puede conservarse durante 1 mes SIEMPRE Y CUANDO no caiga ni una gota de agua en el encurtido, como al usar una cuchara húmeda para sacar el contenido del tarro. El agua hará que fermente y se estropee. Ha de consumirse en pequeñas cantidades con la comida.

El rizoma de cúrcuma y el pickle masala están disponibles en la mayor parte de los establecimientos indios. La raíz de cúrcuma se parece al jengibre fresco, pero la pulpa es de color anaranjado.

Pitta debería reducir la cantidad de asafétida y granos de mostaza.

Encurtido de mango verde

V↓ P↑ K↑

1 mango verde grande
3 cucharadas de aceite
1 cucharadita de granos de
　mostaza negra

1 pizca de asafétida
1 cucharadita de pickle masala
2 pizcas de sal

Lava y seca a fondo el mango. Retira los extremos, ábrelo y extrae la semilla con cuidado. No lo peles. Córtalo en trozos pequeños, con piel incluida.

Calienta el aceite en un cazo a fuego medio y añade los granos de mostaza y la asafétida. Remueve hasta que las semillas comiencen a saltar. Deja enfriar y esparce las especias por encima de los trozos de mango.

Agrega el pickle masala y la sal. Remueve bien.

Tapa y guarda en el frigorífico. Puede conservarse durante 1 mes SIEMPRE Y CUANDO no caiga ni una gota de agua en el encurtido, como al usar una cuchara húmeda para sacar el contenido del tarro. El agua hará que fermente y se estropee. Ha de consumirse en pequeñas cantidades con la comida.

El pickle masala puede adquirirse en establecimientos indios.

Pitta puede reducir la cantidad de asafétida y granos de mostaza.

Chutney de cilantro

V↓ P↓ K↓   Resultan alrededor de 2 tazas

3 tazas de cilantro fresco
1 taza de agua
1 taza de coco rallado, sin endulzar
½ guindilla verde pequeña, picada
1 trozo de 2,5 cm (1 pulgada) de jengibre, pelado y picado fino

1 cucharada de ghee
½ cucharadita de semillas de comino
½ cucharadita de granos de mostaza
1 pizca de asafétida
4 hojas de curry, frescas o secas
½ lima fresca
¼ de cucharadita de sal

Lava las hojas de cilantro y retira los tallos. Introdúcelas en una batidora junto con el agua, el coco, la guindilla y el jengibre.

Procesa a máxima potencia hasta obtener una pasta homogénea. Tal vez tengas que remover varias veces el fondo.

Calienta una cacerola a fuego medio y añade el ghee, las semillas de comino, los granos de mostaza, la asafétida y las hojas de curry. Cocina hasta que las semillas comiencen a saltar. Deja enfriar y mezcla bien con la pasta de cilantro.

Exprime zumo de lima por encima, sazona y remueve suavemente.

Toma una pizca de chutney con cada bocado durante la comida. Puede conservarse en el frigorífico durante 2-3 días.

Esta receta equilibra el tridosha. Pitta debería reducir la guindilla, la sal y los granos de mostaza, aun cuando el cilantro sea sumamente refrescante.

Chutney de coco

V↓ P↓ K↓   Resultan alrededor de 3 tazas

2 tazas de coco rallado, sin
    endulzar
1 trozo de 3,5 cm (1 pulgada y
    media) de jengibre, pelado y
    picado fino
½ guindilla verde pequeña,
    picada
1 cucharada de hojas de cilantro
    fresco
2 tazas de agua

2 cucharadas de ghee
½ cucharadita de granos de
    mostaza negra
½ cucharadita de semillas de
    comino
1 pizca de asafétida
4 hojas de curry, frescas o secas
½ lima fresca
¼ de cucharadita de sal

Introduce el coco, el jengibre, la guindilla verde y el cilantro en una batidora. Vierte el agua y procesa hasta obtener una textura suave.

Calienta una cacerola a fuego medio y añade el ghee, los granos de mostaza, las semillas de comino, la asafétida y las hojas de curry. Cocina hasta que las semillas comiencen a saltar.

Esparce las especias por encima de la mezcla de coco. Exprime zumo de lima por encima, sazona y mezcla suavemente.

Puede conservarse en el frigorífico durante 2-3 días.

Aunque esta receta equilibra el tridosha, kapha puede aumentar la asafétida, los granos de mostaza y la guindilla.

Chutney de menta

V↓ P↓ K↓   Resultan alrededor de 2 tazas

3 tazas de hojas de menta fresca
1 taza de agua
1 taza de coco rallado, sin
    endulzar
½ guindilla verde pequeña,
    picada
1 trozo de 2,5 cm (1 pulgada) de
    jengibre fresco, pelado y
    picado fino

1 cucharada de ghee
½ cucharadita de semillas de
    comino
½ cucharadita de granos de
    mostaza negra
1 pizca de asafétida
4 hojas de curry, frescas o secas
½ lima
¼ de cucharadita de sal

Lava las hojas de menta y desecha los tallos largos.

Introduce la menta, el agua, el coco, la guindilla y el jengibre en una batidora y procesa velocidad media hasta obtener una pasta homogénea.

Calienta una cacerola a fuego medio y añade el ghee, las semillas de comino, los granos de mostaza, la asafétida y las hojas de curry. Cocina hasta que las semillas comiencen a saltar. Deja enfriar y añádelas a la pasta de menta. Exprime zumo de lima por encima, sazona y mezcla suavemente.

Puede conservarse en el frigorífico durante 2-3 días.

Si bien la menta contribuye a apaciguar pitta, es recomendable que las personas con predominio de este dosha omitan la guindilla en la receta.

hojas de curry

Chutney de cacahuete

V↓ P↑ K↓

1 taza de cacahuetes, tostados y
molidos

1 cucharadita de pimienta de
Cayena
¼ de cucharadita de sal

Procesa los cacahuetes, la pimienta de Cayena y la sal hasta mezclarlos bien y utiliza 1 cucharadita en la comida como acompañamiento.

Pitta debería usar una cantidad mínima de pimienta de Cayena.

Chutney de sésamo

V↓ P↓ K↓

1 taza de semillas de sésamo, tostadas y molidas

1 cucharadita de pimienta de Cayena
¼ de cucharadita de sal

Procesa las semillas de sésamo, la pimienta de Cayena y la sal hasta mezclarlos bien y utiliza 1 cucharadita en la comida como acompañamiento.

Pitta debería reducir la cantidad de pimienta de Cayena.

Chutney de tomate

V↓ P↓ K↓   Resulta alrededor de 1 taza

1 tomate grande, picado fino
½ cebolla grande, picada fina
2 cucharadas de aceite de
  cártamo
1 cucharadita de semillas de
  comino
1 cucharadita de granos de
  mostaza negra
1 pizca de asafétida
1 pizca de sal

3 hojas de curry, frescas o secas
1 cucharada de hojas de cilantro,
  picado
¼ de cucharadita de cúrcuma
½ guindilla verde pequeña,
  picada, o bien 1 pizca de
  pimienta de Cayena
1 cucharadita de Sucanat u otro
  azúcar natural

Calienta una sartén a fuego medio y añade el aceite, las semillas de comino y los granos de mostaza. Cuando las semillas comiencen a saltar, agrega la asafétida, la sal, las hojas de curry, el cilantro, la cúrcuma, la guindilla y las cebollas. Saltea hasta que las cebollas queden translúcidas. Incorpora los tomates y el azúcar. Remueve suavemente para combinarlos bien con las especias.

Tapa y apaga el fuego. Deja reposar unos minutos y sirve.

NOTA: esta receta no debe elaborarse en una olla de cobre ni debe guardarse en un recipiente metálico que no sea de acero inoxidable, ya que el contacto del metal con el ácido del tomate estropeará el chutney.

Pitta debería reducir la asafétida, los granos de mostaza y la guindilla.

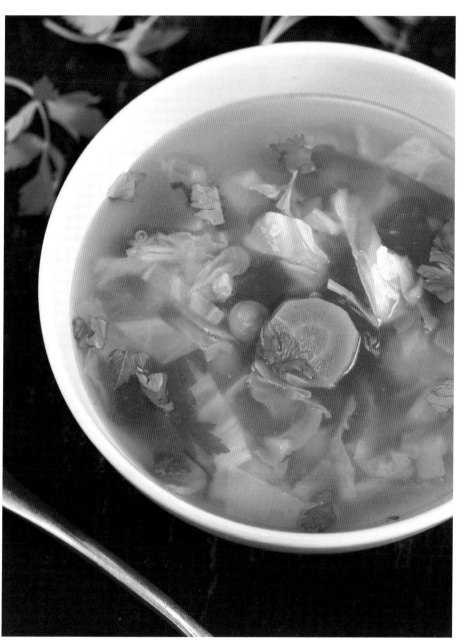

Sopa de verduras *(página 92)*

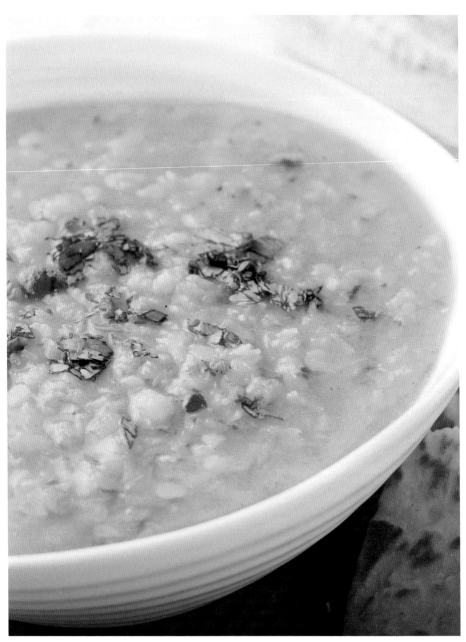

Sopa de tur dal n.º 1 *(página 97)*

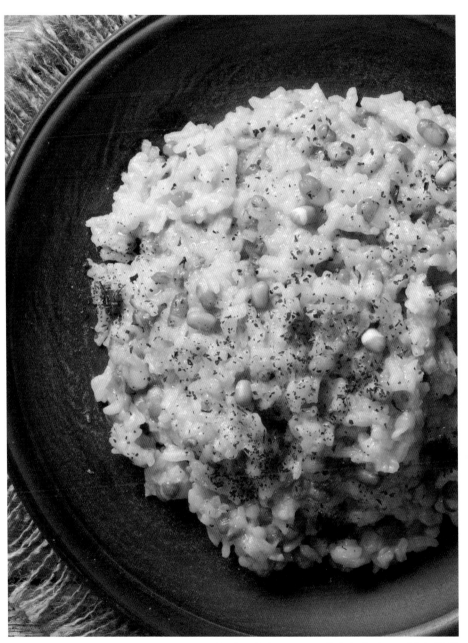

Kitchari de mung dal *(páginas 104-107)*

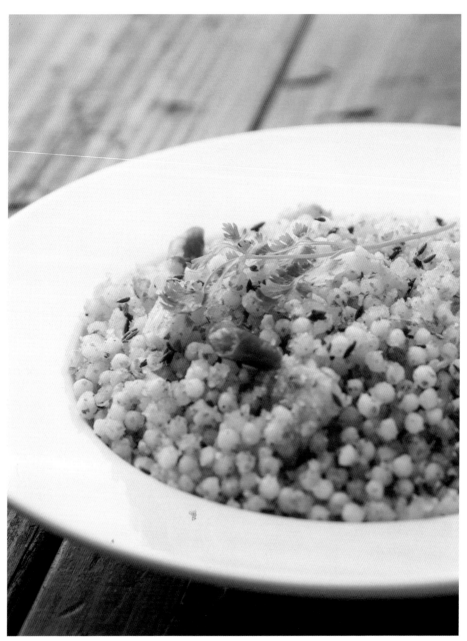

Kitchari de tapioca (sabudana) *(página 108)*

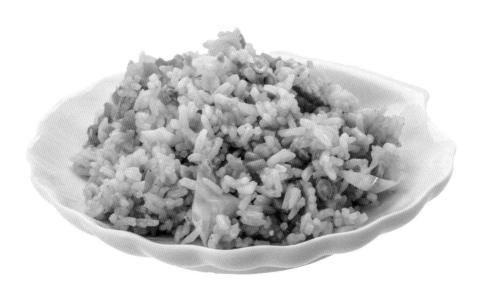

Arroz con verduras picante *(página 121)*

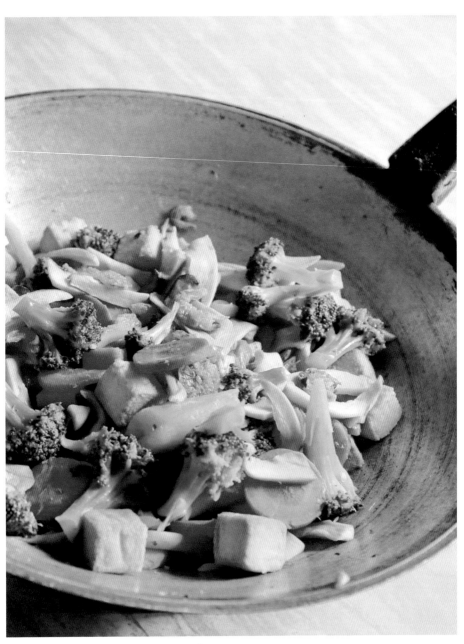

Verduras con tofu *(página 129)*

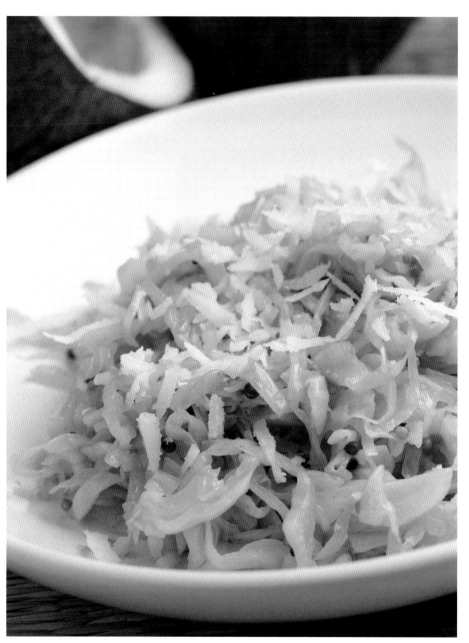

Subji de repollo *(página 137)*

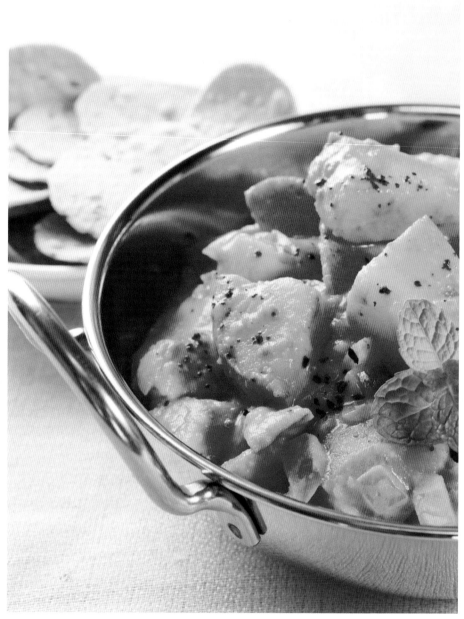

Subji de patata n.º 2 *(página 147)*

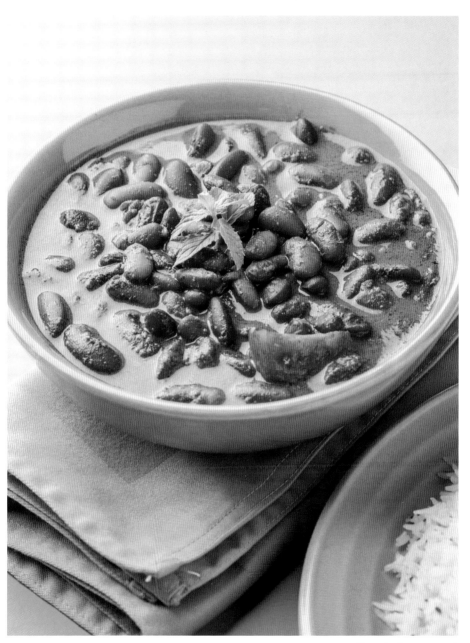

Bhaji de alubias carillas *(página 152)*

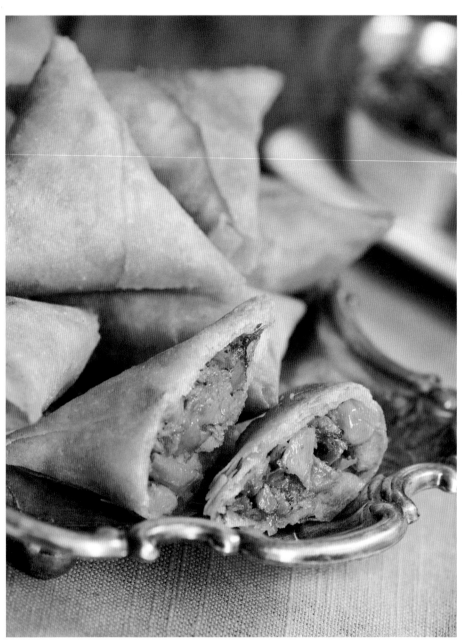

Samosas *(página 169)*

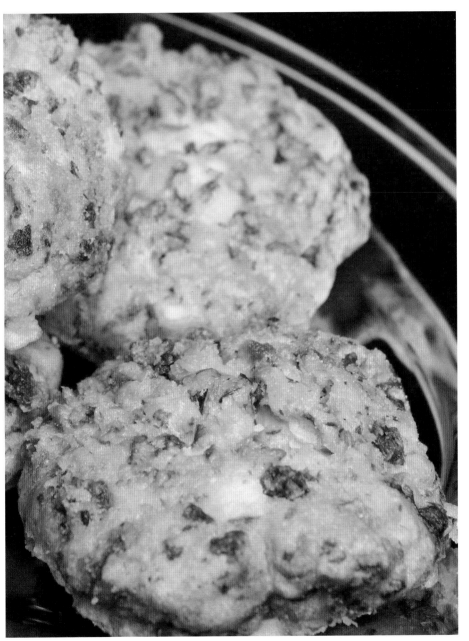

Pakoras de verduras *(página 175)*

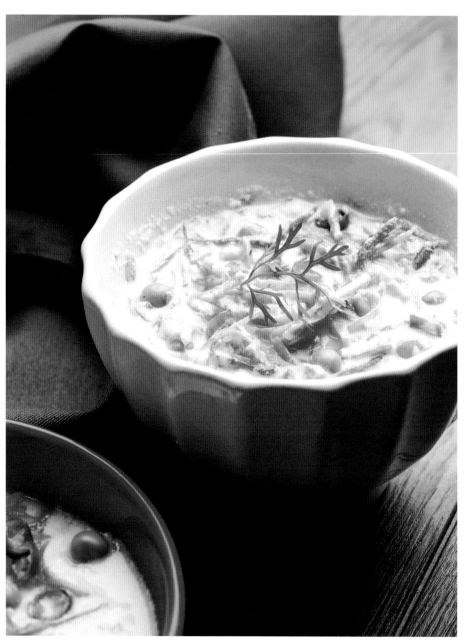

Raita de zanahoria *(página 179)*

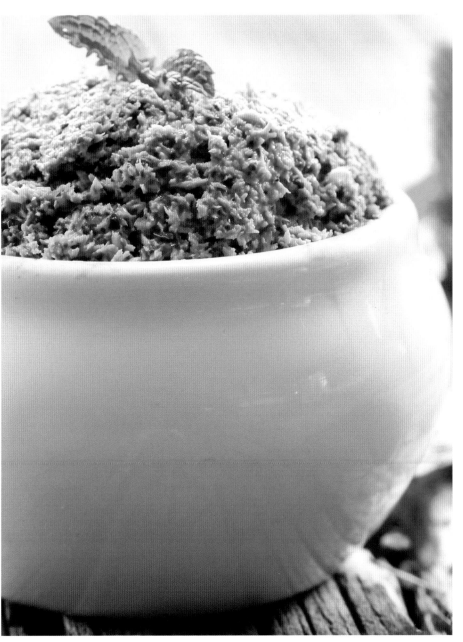

Chutney de menta *(página 189)*

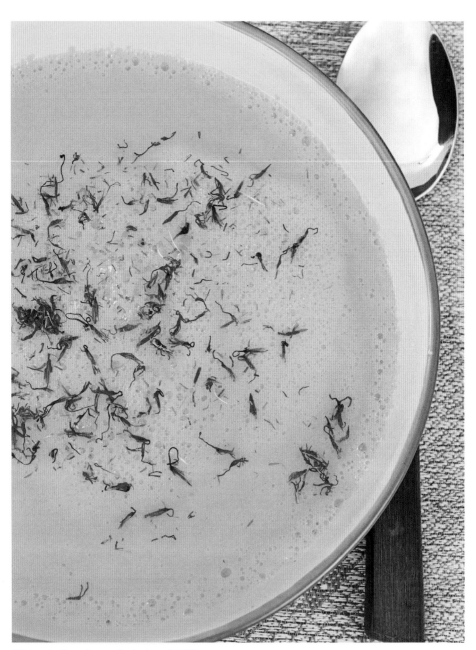

Khir de boniato *(página 208)*

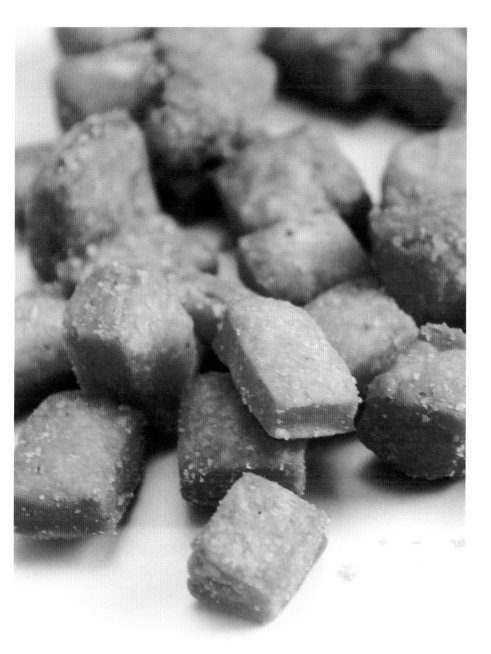

Shankhar pali *(página 212)*

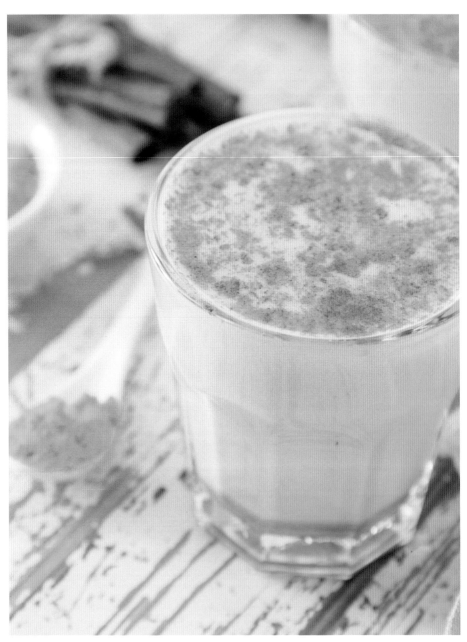

Sidha Dugdham (leches medicinales) N.º 3 *(página 219)*

Panes

En la cocina ayurvédica la mayor parte de los panes son planos y se elaboran sin levadura. Suelen preparase fritos con poco o abundante aceite, o bien horneados. En la medida de lo posible el pan debería elaborarse antes de cada comida a fin de obtener la máxima cantidad de prana. A menudo sustituye a la cuchara durante la comida.

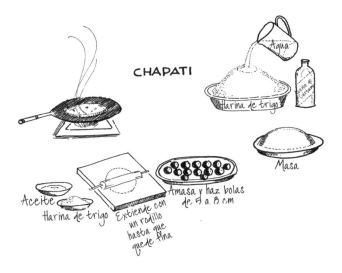

CHAPATI

Agua

Aceite de cártamo

Harina de trigo

Masa

Aceite

Harina de trigo

Extiende con un rodillo hasta que quede fina

Amasa y haz bolas de 5 a 8 cm

Chapatis

V↓ P↓ K↓   Resultan alrededor de 1 docena

4 tazas de Laxmi o harina de   ¾ de cucharadita de sal
    trigo integral   1 cuenco pequeño de aceite de
2 tazas de agua   cártamo

Mezcla la harina y la sal.

Forma un hueco en la harina y comienza a verter agua, alrededor de ¼ de taza cada vez. Amasa bien con las manos después de cada adición de agua.

Sigue añadiendo agua hasta obtener una masa firme que no se pegue a los dedos. Tal vez tengas que usar más o menos agua de la sugerida en la receta, dependiendo de la humedad del clima.

Tapa la masa y déjala reposar durante media hora.

Pasado ese tiempo, coge un poco de masa, alrededor del tamaño de un huevo pequeño, y forma una bola.

Enharina la bola y estírala un poco con las palmas o un rodillo.

Echa aceite por un lado con un pincel o los dedos, pero no en los bordes.

Enharina levemente el lado engrasado. Pliega la masa en dos, cubriendo el lado aceitado y pliégalo de nuevo. Presiona para juntar los bordes.

Enharina ambos lados y extiéndelos con el rodillo hasta obtener una masa delgada y uniforme. Para conseguir una forma más redondeada es útil girarla un poco antes de estirarla de nuevo.

Coloca el chapati en una sartén curada que esté caliente, pero no engrasada, hasta que empiecen a formarse burbujas y en la base se creen puntos marrones.

Úntalo ligeramente de aceite, dale la vuelta y sigue cocinando hasta que esté ligeramente dorado en la base.

La receta continúa→

El chapati debería estar listo en 2-4 minutos.

Envuélvelos en un paño limpio hasta el momento de servirlos.

Laxmi es una harina de trigo integral de textura granulosa que puede adquirirse en establecimientos indios. Puedes sustituirla por harina leudante de trigo integral.

Los chapatis equilibran el tridosha.

Puri simple

V↓ P↓ K↓   Resultan alrededor de 1 docena

4 tazas de Laxmi o harina de
   trigo integral
2 tazas de agua

¾ de cucharadita de sal
abundante aceite para freír

Introduce la harina y la sal en un cuenco poco profundo. Mezcla bien.

Forma un hueco en el centro de la harina y comienza a verter agua, alrededor de ¼ de taza cada vez. Amasa a fondo con las manos después de cada adición de agua para formar una bola firme y homogénea que no se pegue a los dedos.

Tapa la masa y déjala reposar durante media hora.

Calienta el aceite hasta que un trocito de masa salga a la superficie al echarla.

Coge un poco de masa y forma una bola de unos 3,5-5 cm (1 ½ -2 pulgadas). Engrasa ligeramente una superficie y estira la bola con el rodillo hasta formar un círculo de unos 10-12,5 cm (4-5 pulgadas) y un grosor de alrededor de 3 mm (⅛ de pulgada). Repite hasta usar toda la masa.

Fríe cada puri por separado dándoles la vuelta a menudo hasta que se hayan dorado e hinchado.

Retíralos de la sartén con una espumadera y colócalos sobre papel de cocina para escurrir el exceso de aceite. Sírvelos calientes.

Si bien equilibran el tridosha, kapha debe consumirlos con moderación.

Puri especiado

V↓ P↑ K↓   Resultan alrededor de 1 docena

4 tazas de Laxmi o harina de trigo integral
½ cucharadita de semillas de ajowan
½ cucharadita de semillas de comino
½ cucharadita de semillas de sésamo
¾ de cucharadita de cúrcuma
2 pizcas de cayena
2 cucharadas de cilantro fresco, picado fino
¼ de cucharadita de sal
2 tazas de agua aproximadamente
abundante aceite para freír

Introduce la harina en un cuenco poco profundo y añade el resto de ingredientes excepto el agua. Mezcla bien.

Forma un hueco en el centro de la harina y comienza a verter agua, alrededor de ¼ de taza cada vez. Amasa a fondo con las manos después de cada adición de agua para formar una bola firme y homogénea que no se pegue a los dedos.

Tapa la masa y déjala reposar durante media hora.

Calienta el aceite hasta que chisporrotee al echar un trocito de masa.

Coge un poco de masa y forma una bola de unos 3,5-5 cm (1 ½ -2 pulgadas). Engrasa ligeramente una superficie y estira la bola con el rodillo hasta formar un círculo de unos 10-12,5 cm (4-5 pulgadas) y un grosor de alrededor de 3 mm (⅛ de pulgada).

Fríe cada puri por separado dándoles la vuelta a menudo hasta que se hayan dorado e hinchado.

Retíralos de la sartén con una espumadera y colócalos sobre papel de cocina para escurrir el exceso de aceite. Sírvelos calientes.

Pitta debería reducir u omitir la pimienta de Cayena.

Dulces

*Los postres y dulces suelen servirse como parte del plato
principal, ya que según la tradición ayurvédica cuando se
consumen al final de la comida pueden crear congestión y
problemas en los senos nasales. Los dulces también están
presentes en las celebraciones religiosas.*

*Los púdines indios o khirs suelen ser sumamente líquidos y
se condimentan con azafrán y cardamomo, debido a que
estas especias contribuyen a neutralizar la formación de
mucosidad causada por la leche, además de aportar un sabor
delicioso. En ocasiones el khir contiene charoli, una pequeña
y sabrosa semilla de la India. Si no te es posible conseguir
este ingrediente, el sustituto más parecido son el pistacho y
la almendra. En la India estos dulces se preparan con
panela granulada, un azúcar integral derivado de la
evaporación del jugo de caña natural. Si no tienes esta clase
de azúcar, puedes sustituirla por azúcar turbinado o
Sucanat, también procedentes del jugo de caña natural.*

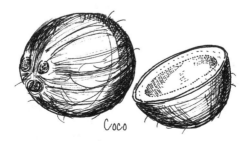

Coco

Khir de almendra

V↓ P↓ K↓   Resultan 4 raciones

40 almendras enteras,
   remojadas durante la noche
   y peladas
5 tazas de leche
¼ de cucharadita de
   cardamomo

1 cucharadita generosa de
   semillas de charoli
   (opcional)
1 pizca de azafrán
1 taza de Sucanat u otro azúcar
   natural, (o bien al gusto)
1 cucharada de ghee

Deja en remojo el azafrán en una cucharada de agua templada durante 10 minutos.

Introduce las almendras en una batidora junto con una taza de leche y procesa hasta obtener una consistencia líquida.

Lleva a ebullición las 4 tazas de leche restantes y añade el cardamomo, las semillas de charoli, el azafrán remojado y el batido de almendras. Agrega el azúcar y el ghee. Mantén un hervor suave durante 5 minutos, removiendo de vez en cuando, y sirve caliente.

Kapha puede consumir este postre con moderación incorporando una pizca de jengibre seco.

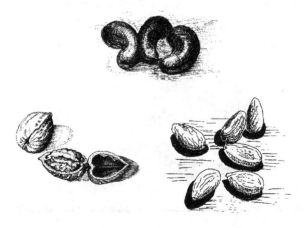

Khir de sémola de trigo

V↓ P↓ K↓   Resultan 4 raciones

1 taza de sémola de trigo
½ taza de ghee
8 tazas de leche
1 cucharada colmada de
   almendras fileteadas

1 cucharada de charoli (opcional)
1 taza de Sucanat u otro azúcar
   natural (o bien al gusto)
½ cucharadita de cardamomo
   molido

Calienta una olla grande y añade el ghee. Incorpora la sémola de trigo y remueve constantemente hasta que se haya tostado ligeramente y desprenda su aroma.

Vierte la leche y remueve enérgicamente para evitar que se formen grumos. Incorpora los frutos secos, el cardamomo y el azúcar.

Lleva a ebullición sin dejar de remover mientras se espesa para evitar que se pegue. Sigue cocinando y removiendo durante 2 minutos. Tapa y retira del fuego.

Si bien este postre equilibra todos los doshas, kapha debe consumirlo de forma esporádica.

Khir de zanahoria

V↓ P↓ K↓   Resultan entre 8 y 10 raciones

1 pizca de azafrán
1 cucharada de leche
½ taza de ghee
2 tazas de zanahorias, peladas y
    ralladas finas
8 tazas de leche

1 cucharadita colmada de charoli
    (opcional)
½ cucharadita de cardamomo
1 taza de Sucanat u otro azúcar
    natural (o bien al gusto)

Deja en remojo el azafrán en una cucharada de leche durante 10 minutos.

Mientras tanto, calienta una olla a fuego bajo y añade el ghee.

Incorpora las zanahorias y remueve constantemente durante 5 minutos hasta que se hayan dorado ligeramente y desprendan su aroma.

Vierte la leche y agrega las semillas de charoli, el cardamomo, el azafrán remojado y el azúcar. Remueve unas cuantas veces y lleva a ebullición.

Sigue removiendo mientras se espesa para evitar que se pegue.

Mantén un hervor suave durante 5 minutos sin dejar de remover. Prolonga la cocción si lo prefieres más espeso.

Puede servirse tanto frío como caliente.

Es posible reducir las cantidades a la mitad, si lo prefieres.

Kapha puede consumir este postre de vez en cuando, especialmente si se prepara con leche de cabra. Las semillas de charoli pueden adquirirse en establecimientos indios.

Khir de harina de maíz

V↓ P↓ K↓   Resultan 6 raciones

1 pizca de azafrán
1 cucharada de leche
½ taza de ghee
1 taza de harina de maíz
1 cucharada colmada de
    almendras fileteadas sin piel

8 tazas de leche
¼ de cucharadita de
    cardamomo molido
1 cucharada de charoli (opcional)
1 taza de Sucanat u otro azúcar
    natural (o bien al gusto)

Deja en remojo el azafrán en una cucharada de leche durante 10 minutos hasta que se ablande.

Calienta una cacerola a fuego medio y añade el ghee. Agrega la harina de maíz y remueve constantemente hasta que se haya tostado ligeramente y desprenda su aroma.

Combina la leche y el azafrán remojado con la harina sin dejar de remover para evitar que se formen grumos. Incorpora las almendras, las semillas de charoli, el cardamomo y el azúcar.

Lleva a ebullición removiendo constantemente para evitar que se pegue.

Sigue cocinando y removiendo durante 2 minutos. Se sirve caliente.

Si bien este postre equilibra el tridosha, es recomendable un consumo moderado especialmente en el caso de kapha. El cardamomo y el azafrán favorecen la digestión.

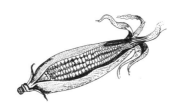

Khir de dátiles

V↓ P↓ K↓   Resultan 4 raciones

1 pizca de azafrán
1 cucharada de leche
1 taza de dátiles secos,
   sin hueso
5 tazas de leche

¼ de cucharadita de
   cardamomo
1 cucharadita generosa de
   charoli (opcional)
½ taza de Sucanat u otro azúcar
   natural (o bien al gusto)

Deja en remojo el azafrán en una cucharada de leche durante 10 minutos.

Introduce los dátiles en una batidora junto con 1 taza de leche y procesa hasta obtener una consistencia líquida.

Lleva lentamente a ebullición las tazas de leche restantes y añade el cardamomo, las semillas de charoli, el azafrán remojado y el batido de dátiles. Incorpora el azúcar y el ghee.

Mantén un hervor suave durante 5 minutos, removiendo de vez en cuando para evitar que se pegue. Se sirve caliente.

Kapha puede consumir este postre con moderación añadiendo una pizca de jengibre.

Aunque la fruta no suele mezclarse con productos lácteos, los dátiles secos no ejercen el mismo efecto acidificante que los frescos. El azafrán y el cardamomo también favorecen la digestión.

Khir de semillas de amapola

V↓ P↓ K↓   Resultan 4 raciones

1 pizca de azafrán
1 cucharada de leche
¼ de taza de semillas de
  amapola blancas
4 tazas de leche
¼ de cucharadita de
  cardamomo

1 pizca de nuez moscada
1 cucharadita colmada de charoli
  (opcional)
1 cucharada de ghee
½ taza de Sucanat u otro azúcar
  natural (o bien al gusto)

Deja en remojo el azafrán en 1 cucharada de leche durante 10 minutos.

Tuesta en seco las semillas de amapola en una cacerola o sartén gruesa, removiendo constantemente hasta que las semillas se doren y comiencen a saltar.

Introduce las semillas en una batidora junto con 1 taza de leche y procesa hasta obtener una consistencia líquida.

Lleva lentamente a ebullición las 3 tazas de leche restantes y añade el cardamomo, la nuez moscada, las semillas de charoli, el azafrán remojado y el batido de semillas de amapola. Agrega el azúcar y el ghee.

Mantén un hervor suave durante otros 5 minutos, removiendo de vez en cuando. Se sirve caliente.

Kapha puede consumir este postre con moderación.

Usos medicinales: este khir resulta excelente para inducir el sueño y aliviar la diarrea.

Khir de arroz

V↓ P↓ K↓   Resultan 4 raciones

1 pizca de azafrán	1 cucharada colmada de
1 cucharada de leche	almendras fileteadas
½ taza de ghee	1 cucharada de charoli (opcional)
½ taza de sémola	¼ de cucharadita de
de arroz	cardamomo
8 tazas de leche	1 taza de Sucanat u otro azúcar
	natural (o bien al gusto)

Deja en remojo el azafrán en 1 cucharada de leche durante 10 minutos.

Calienta una olla mediana y añade el ghee. Agrega la harina de arroz y remueve constantemente hasta que se haya tostado ligeramente y desprenda su aroma.

Vierte la leche y el azafrán remojado e incorpora las almendras, las semillas de charoli, el cardamomo y el azúcar.

Lleva a ebullición removiendo constantemente para evitar que se formen grumos. Sigue cocinando y removiendo durante 2-3 minutos. Apaga el fuego y tapa hasta el momento de servirlo.

Kapha debería consumir este postre muy esporádicamente.

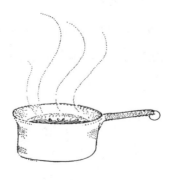

Khir de vermicelli tostados

V↓ P↓ K↓   Resultan 4 raciones

1 pizca de azafrán
1 cucharada de leche
1 taza de vermicelli tostados
3 cucharadas de ghee
6 tazas de leche
1 taza de Sucanat u otro azúcar
    natural (o bien al gusto)

2 cucharaditas de semillas de
    charoli (opcional)
¼ de cucharadita de
    cardamomo, molido
1 cucharada de almendras,
    peladas y fileteadas

Deja en remojo el azafrán en 1 cucharada de leche durante 10 minutos.

Rompe los vermicelli en pedazos pequeños.

Calienta una cacerola y añade el ghee y los vermicelli. Remueve mezclando bien durante 1 minuto.

Agrega la leche, el azúcar, el cardamomo, las semillas de charoli, las almendras y el azafrán remojado. Remueve y lleva lentamente a ebullición.

Cocina durante 10 minutos hasta que los vermicelli se ablanden.

Los vermicelli tostados están disponibles en los establecimientos indios. Si no puedes conseguirlos, puedes usar vermicelli normales salteándolos durante uno o dos minutos más en el ghee.

Kapha puede consumir este postre de forma esporádica añadiendo una pizca generosa de jengibre.

Khir de boniato

V↓ P↓ K↓   Resultan 4 raciones

1 pizca de azafrán
1 cucharada de leche
½ taza de ghee
2 tazas de boniatos,
    rallados
8 tazas de leche

1 cucharadita colmada de
    semillas de charoli
    (opcional)
¼ de cucharadita de
    cardamomo
1 taza de Sucanat u otro azúcar
    natural (o bien al gusto)

Deja en remojo el azafrán en una cucharada de leche durante 10 minutos.

Pela y lava los boniatos y después rállalos muy fino.

Calienta una olla grande y añade el ghee. Agrega el boniato rallado y remueve constantemente hasta que se haya dorado y desprenda su aroma.

Ve vertiendo la leche sobre el boniato, poco a poco, removiendo bien. Incorpora las semillas de charoli, el cardamomo, el azafrán remojado y el azúcar. Remueve unas cuantas veces y lleva a ebullición. Sigue removiendo mientras el khir se espesa para evitar que se pegue.

Mantén un hervor suave durante 5 minutos. Apaga el fuego y tapa hasta el momento de servirlo.

Kapha puede consumir este dulce de forma esporádica añadiendo una pizca o dos de jengibre seco.

Khir de tapioca

V↓ P↓ K↓   Resultan 5 raciones

1 taza de tapioca
5 tazas de agua
1 pizca de cardamomo molido
1 pizca de nuez moscada
1 pizca de jengibre

1 cucharadita de semillas de
   charoli (opcional)
1 taza de leche, caliente
½ taza de Sucanat u otro azúcar
   natural (o bien al gusto)

Lava la tapioca dos veces, escurre y reserva durante 1 hora.

Hierve el agua, añade la tapioca y remueve constantemente.

Agrega el cardamomo, la nuez moscada, las semillas de charoli y el jengibre.

Cocina a fuego medio-bajo, sin tapar, durante alrededor de 10 minutos, hasta que la tapioca se ablande.

Retira del fuego y añade la leche caliente y el azúcar. Tapa.

Lo mejor es servirlo caliente.

Resulta fácil de digerir y es especialmente positivo durante los períodos de convalecencia.

Cuadrados de trigo

V↓ P↓ K↓   Resultan alrededor de 3 docenas

4 cucharadas de ghee
1 taza de sémola de trigo
1 taza de agua caliente
1 cucharada de semillas de
    charoli o almendras picadas
    finas

5 cucharadas de Sucanat u otro
    azúcar natural (o bien al
    gusto)
¼ de cucharadita de
    cardamomo molido
coco rallado

Calienta una cacerola a fuego medio y añade el ghee. Agrega la sémola de trigo y remueve constantemente hasta que se haya tostado ligeramente y desprenda su aroma.

Vierte el agua, tapa y cocina a fuego lento durante 5 minutos.

Apaga el fuego e incorpora los frutos secos, el azúcar y el cardamomo.

Engrasa una cacerola plana grande o una bandeja de horno con ghee. Coloca la mezcla de sémola en el recipiente y alísala con las manos hasta obtener un grosor de alrededor de 6 mm (¼ de pulgada). Esparce un poco de coco por encima.

Corta la mezcla en trocitos en forma de diamante con la punta de un cuchillo afilado.

Kapha puede consumir este dulce de forma esporádica añadiendo una pizca o dos de jengibre seco.

Halva de zanahorias

V↓ P↓ K↓   Resultan 6 raciones

1 pizca de azafrán
1 cucharada de agua
2 tazas de zanahorias, ralladas
con un rallador fino
6 cucharadas de ghee
1 taza de leche
⅓ de Sucanat u otro azúcar
natural, (o bien al gusto)

½ cucharadita de cardamomo
molido
1 cucharada de almendras
fileteadas, o bien 1
cucharadita colmada de
semillas de charoli

Deja en remojo el azafrán en 1 cucharada de agua durante 10 minutos como mínimo.

Derrite el ghee en una olla gruesa a fuego bajo y añade las zanahorias. Cocina, sin dejar de remover, durante alrededor de 5 minutos, hasta que las zanahorias se doren y desprendan su aroma. Agrega la leche, removiendo constantemente, el azafrán remojado y el resto de ingredientes.

Cocina a fuego bajo, sin tapar, durante 12-15 minutos hasta que el líquido se haya absorbido. Remueve a menudo para evitar que se pegue.

Sirve en platos pequeños como postre, alrededor de ¼ de taza por persona.

Las semillas de charoli proceden de la India y no tienen ningún equivalente occidental. Pueden adquirirse en establecimientos indios.

Si bien este postre equilibra los tres doshas, kapha debería consumirlo con moderación utilizando leche de cabra si es posible.

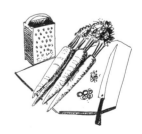

GAJAR zanahoria

Shankhar pali

V↓ P↓ K↓   Resultan entre 20 y 30 dulces

1 taza de leche
1 taza de ghee
1 taza de Sucanat u otro azúcar
    natural

6 tazas de harina común sin
    blanquear
    (aproximadamente)
aceite para freír

Combina la leche, el azúcar y el ghee en una cacerola. Calienta a fuego bajo hasta que el azúcar se haya derretido.

Introduce la harina en un cuenco amplio y forma un hueco en el centro. Ve añadiéndole el líquido caliente poco a poco, alrededor de ¼ de taza cada vez. Mezcla bien con las manos hasta obtener una masa suave y firme que no se pegue a los dedos.

Tapa la masa y reserva durante una media hora.

Coge alrededor de ¼ de la masa, forma una bola y extiéndela con un rodillo hasta obtener un grosor de apenas 6 mm (¼ de pulgada). Corta en cuadrados de 1,25 cm (½ pulgada) con un cuchillo afilado.

Calienta abundante aceite sin que llegue a humear, hasta que una porción de masa salga a la superficie al echarla.

Fríe los cuadrados girándolos a menudo hasta que se hayan dorado.

Escurre el exceso de aceite y sirve como tentempié con chai, o bien en celebraciones.

Pueden conservarse en un recipiente bien cerrado hasta un mes.

Es posible reducir las medidas a la mitad para un grupo más reducido.

Es aconsejable que kapha añada un poco de jengibre y consuma este dulce con moderación.

Sheera

V↓ P↓ K↓   Resultan entre 4 y 5 raciones

½ taza de ghee
2 tazas de sémola de trigo
4 tazas de agua caliente
1 taza de Sucanat u otro azúcar
   natural (o bien al gusto)

1 cucharada de semillas de
   charoli, o bien almendras
   fileteadas o pistachos
1 pizca de cardamomo molido

Calienta una olla y añade el ghee.

Agrega la sémola de trigo y cocina a fuego medio, removiendo constantemente, hasta que se haya tostado ligeramente y desprenda su aroma.

Apaga el fuego y vierte el agua caliente, removiendo con energía.

Cocina a fuego medio si dejar de remover hasta que comience a espesar.

Tapa, baja el fuego y prosigue la cocción durante 1 minuto.

Incorpora el azúcar, los frutos secos y el cardamomo hasta que estén bien mezclados. Se sirve caliente.

Kapha puede consumir este dulce con moderación añadiendo una o dos pizcas de jengibre.

Shrikhanda

V↓ P↓ K↓   Resultan 4 raciones

1 pizca de azafrán
1 cucharada de leche
4 tazas de yogur
2 cucharaditas de semillas de
  charoli

¼ de cucharadita de
  cardamomo molido
⅛ de cucharadita de nuez
  moscada
1 taza de Sucanat u otro azúcar
  natural (o bien al gusto)

Deja en remojo el azafrán en 1 cucharada de leche durante 10 minutos.

Introduce el yogur en un cuenco y añade las semillas de charoli, el cardamomo, la nuez moscada, el azafrán remojado y el azúcar. Mezcla bien y sírvelo fresco.

Puede conservarse en el frigorífico durante 2-3 días.

Kapha puede consumir este postre de forma esporádica con una pizca de jengibre.

Bebidas

Si bien el Ayurveda recomienda tomar una bebida caliente junto con la comida a fin de favorecer la digestión, la cantidad de líquido ingerido no debería superar 1 taza. Lo ideal es que después de comer el estómago contenga un tercio de alimentos sólidos, un tercio de líquidos y otro tercio permanezca vacío. Al final de la comida una taza de lassi —preparado con yogur diluido o buttermilk— puede resultar de ayuda para la digestión. El sabroso té indio o chai suele tomarse con o entre las comidas. También se utilizan bebidas e infusiones por su valor medicinal. El Ayurveda no recomienda las bebidas heladas en ningún momento, ya que el hielo resulta demasiado chocante para el organismo y puede destruir el fuego digestivo.

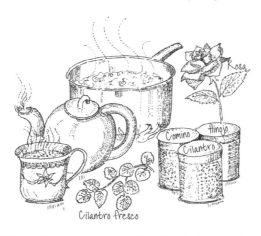

Cilantro fresco

Lassi Pachak

V↓ P↓ K↓   Resultan 4 raciones

2 tazas de agua
½ taza de yogur natural
1 trozo de 2,5 cm
    (1 pulgada) de jengibre
    fresco

½ cucharadita de semillas de
    comino, o bien en polvo
⅛ de cucharadita de sal
1 cucharada de hojas de cilantro,
    picado

Introduce todos los ingredientes, excepto el cilantro, en una batidora durante 1-2 minutos hasta obtener una consistencia líquida. Decora con cilantro.

Equilibra los tres doshas. Batir el yogur contribuye a activar el principio del agni, por lo que esta combinación resulta excelente para la digestión cuando se toma al final de la comida.

Lassi especiado

V↓ P↓ K↓   Resultan 4 raciones

2 tazas de agua
½ taza de yogur natural
2 cucharadas de Sucanat u otro
    azúcar natural, (o bien al
    gusto)

½ cucharadita de jengibre fresco
    rallado o ¼ de cucharadita
    de jengibre seco
½ cucharadita de cardamomo
    molido

Introduce todos los ingredientes en una batidora y procesa durante 1-2 minutos. Rectifica la cantidad de azúcar según tus preferencias y tu dosha predominante.

Resulta favorable para todos los doshas, especialmente kapha. Batir el yogur contribuye a activar el principio del agni.

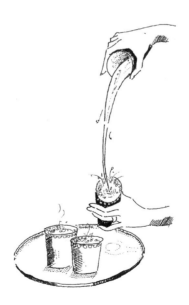

Lassi dulce

V↓ P↓ K↓   Resultan 4 raciones

2 tazas de agua
½ taza de yogur natural

2 cucharadas de Sucanat u otro
azúcar natural
1 gota de agua de rosas

Introduce todos los ingredientes en una batidora y procesa durante 1-2 minutos. Rectifica la cantidad de azúcar según los doshas.

Este lassi es tridóshico y resulta especialmente equilibrador para pitta. Batir el yogur contribuye a activar el principio del agni.

Sidha Dugdham (leches medicinales)
Trastornos kapha

N.º 1

½ cucharadita de pimienta   1 taza de leche
negra, molida   ¼ de taza de agua

Combina todos los ingredientes y calienta la mezcla hasta que rompa a hervir. Prosigue la cocción a fuego medio, removiendo constantemente, hasta que solo quede 1 taza de líquido.

Se trata de un buen remedio para la limpieza del hígado y la vesícula. Resulta efectivo para los individuos con un alto porcentaje de kapha que padezcan congestión linfática.

N.º 2

½ cucharadita de pimienta   1 taza de leche
larga, molida   ¼ de taza de agua

Combina todos los ingredientes y calienta la mezcla hasta que rompa a hervir. Prosigue la cocción a fuego medio, removiendo constantemente, hasta que solo quede 1 taza de líquido.

Se trata de un buen remedio para la congestión bronquial crónica, así como la congestión asmática y las alergias respiratorias de tipo kapha.

N.º 3

½ de cucharadita de cúrcuma   1 taza de leche
                               ¼ de taza de agua

Combina todos los ingredientes y calienta la mezcla hasta que rompa a hervir. Prosigue la cocción a fuego medio, removiendo constantemente, hasta que solo quede 1 taza de líquido.

La receta continúa →

Se trata de un buen remedio para la faringitis, la laringitis y la ronquera. También resulta efectivo para la inflamación aguda de las amígdalas y los trastornos kapha-pitta agudos de los pulmones. También constituye un antiséptico natural.

N.º 4

½ cucharadita de jengibre en polvo	1 taza de leche
	¼ de taza de agua

Combina todos los ingredientes y calienta la mezcla hasta que rompa a hervir. Prosigue la cocción a fuego medio, removiendo constantemente, hasta que solo quede 1 taza de líquido.

Se trata de un buen remedio para la acumulación de mucosidad en el colon, la indigestión crónica y los trastornos respiratorios kapha-vata como la tos y el enfisema.

Trastornos vata y pitta

¼ de cucharadita de cardamomo molido	¼ de cucharadita de almendras molidas
¼ de cucharadita de semillas de charoli molidas (opcional)	1 taza de leche
	¼ de taza de agua

Combina los frutos secos y las especias. Añade esta mezcla a la leche y el agua, y calienta hasta que rompa a hervir. Prosigue la cocción a fuego medio, removiendo constantemente, hasta que solo quede 1 taza de líquido.

Se trata de un tónico y vigorizante general. También resulta efectivo para el síndrome de fatiga crónica, la debilidad sexual y la libido baja.

Infusión desayuno

V↓ P↓ K↓

½ cucharadita de jengibre
    fresco, rallado
½ cucharadita de canela

1 pizca de cardamomo
1 taza de agua

Hierve el agua y añade las especias. Tapa, apaga el fuego y deja reposar unos minutos.

Resulta favorable para todos los doshas. Pitta podría agregar ¼ de taza de leche.

Infusión comida

V↓ P↓ K↓

⅓ de cucharadita de semillas de comino

⅓ de cucharadita de semillas de cilantro

⅓ de cucharadita de semillas de hinojo

1 taza de agua

Hierve el agua y añade las especias. Apaga el fuego, tapa y deja reposar 5 minutos. Filtra y endulza según tu constitución.

Infusión cena

V↓ P↓ K↓

⅛ de cucharadita de semillas de
   hinojo
⅓ de cucharadita de canela

⅓ de cucharadita de manzanilla
1 taza de agua

Hierve el agua y añade las especias. Apaga el fuego, tapa y deja reposar unos minutos. Filtra y endulza según tu constitución.

Chai

V↓ P↓ K↓   Resultan 4 tazas

3 tazas de agua
4 clavos
2 pizcas de nuez moscada
    molida
2 pizcas de canela molida
2 pizcas de cardamomo molido
1 trozo de 1,25 cm (½ pulgada)
    de jengibre fresco

1 cucharadita de té negro, o bien
    raíz de diente de león o
    hierba limón
1 taza de leche
2 cucharaditas de un
    edulcorante de tu elección

Hierve el agua con las especias durante 2 minutos.
Añade el té y hierve a fuego lento durante 2 minutos.
Vierte la leche y calienta sin que llegue a hervir.
Endulza y sirve.

Aunque puedes variar la cantidad de leche y azúcar según tus preferencias y constitución, ten presente que aumentar estos ingredientes podría irritar kapha. Si utilizas té con cafeína, el cardamomo contribuirá a neutralizar sus efectos.

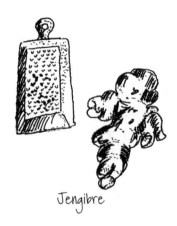

Jengibre

Chai de menta

V↓ P↓ K↓   Resultan 4 tazas

½ cucharadita de jengibre
  fresco, picado fino
3 pizcas de jengibre molido
3 pizcas de cardamomo molido
1 ramita de canela
2 pizcas de nuez moscada
  molida
1 cucharadita de semillas de
  cilantro

1 cucharadita de semillas de
  comino
½ taza de hojas de menta
  fresca, o bien 1 cucharada de
  menta seca
3-4 clavos enteros
3 tazas de agua
1 taza de leche

Hierve el agua y añade las hierbas, las especias y la leche. Cuece a fuego lento durante unos minutos. Filtra y sirve.

Infusión vata

V↓ P↑ K↓   Resulta 1 taza

¼ de cucharadita de jengibre
  fresco, rallado
¼ de cucharadita de
  cardamomo molido

¼ de cucharadita de canela
¼ de cucharadita de ajowan
1 taza de agua

Hierve el agua y añade las especias. Apaga el fuego y deja reposar durante unos minutos. Endulza según tus preferencias.

Resulta especialmente calmante y estabilizadora para vata.

Infusión pitta

V↓ P↓ K↓   Resulta 1 taza

¼ de cucharadita de comino
¼ de cucharadita de cilantro
¼ de cucharadita de hinojo
¼ de cucharadita de pétalos de
    rosa

¼ de cucharadita de cilantro
    fresco
1 taza de agua

Hierve el agua y añade las especias. Apaga el fuego y tapa. Deja reposar durante 5 minutos. Filtra y endulza según tu constitución.

Estimula la digestión. Resulta sumamente calmante para pitta.

Infusión kapha

V↓ P↓ K↓   Resulta 1 taza

¼ de cucharadita de jengibre
     seco
⅓ de cucharadita de clavos
     molidos

¼ de cucharadita de semillas de
     eneldo
¼ de cucharadita de semillas de
     alholva fenogreco
1 taza de agua

Hierve el agua y añade las especias. Tapa, apaga el fuego y deja reposar durante unos minutos.

Resulta especialmente calmante para kapha.

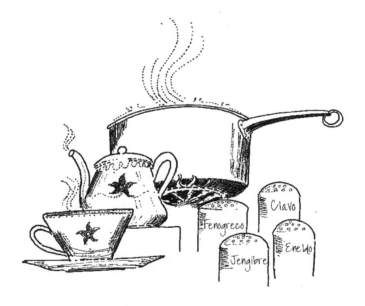

Infusión masala

V↓ P↓ K↓

1 cucharadita de jengibre molido
½ cucharadita de clavos molidos
½ cucharadita de pimienta
   negra

½ cucharadita de cardamomo
   molido
¼ de cucharadita de nuez
   moscada molida
¼ de cucharadita de canela

Mezcla las especias y emplea 1 pizca por taza de agua al elaborar esta infusión.

Si bien resulta tridóshica, pitta debería moderar la cantidad de pimienta negra y clavos.

Infusión agni

V↓ P↓ K↓   Resultan entre 6 y 8 tazas

1 l (1 cuarto de galón) de agua
⅛ de cucharadita de pimienta de
  Cayena
½ puñado de jengibre picado

2 cucharadas de Sucanat u otro
  edulcorante natural
⅛ - ½ cucharadita de sal de roca

Combina todos los ingredientes y lleva a ebullición.

Hierve durante 20 minutos.

Retira del fuego, deja enfriar durante unos minutos y agrega el zumo de ½ lima. *No hiervas el zumo de lima.*

Puedes meterla en un termo e ir bebiéndola a lo largo del día.

Esta infusión activa el agni y es recomendable beberla antes de las comidas. Dado que puede resultar un poco calorífica para pitta, las personas con predominio de este dosha pueden omitir la pimienta de Cayena si fuera necesario.

Extras

En esta sección presentamos algunas recetas útiles, entre las que se incluye la preparación de ghee.

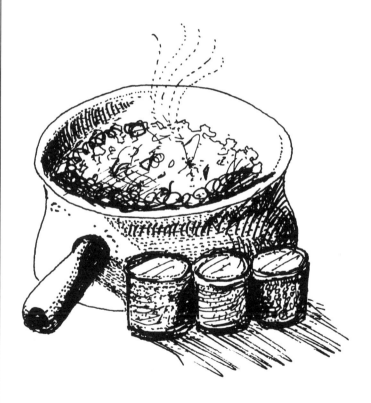

Ghee (mantequilla clarificada)

450 g (1 libra) de mantequilla
   sin sal

Introduce la mantequilla en una cacerola gruesa de tamaño mediano y calienta a fuego medio hasta que se derrita.

Baja el fuego para mantener un hervor suave y sigue cocinando a esta temperatura.

No tapes la cacerola. La mantequilla hará espuma y burbujeará durante un rato y después comenzará a aquietarse. Remueve de vez en cuando.

Al cabo de 12-15 minutos habrá adquirido un precioso color dorado y empezará a oler a palomitas de maíz. También comenzarán a formarse sólidos blanquecinos en el fondo de la olla: cuando adquieran un tono marrón claro, el ghee estará listo. Retíralo del fuego de inmediato, ya que en esta etapa puede quemarse fácilmente. El ghee quemado huele a frutos secos y es de un tono apagado y parduzco. El período de preparación no debe prolongarse más de 15 o 20 minutos, dependiendo de la cacerola y la cocina.

Déjalo enfriar hasta que esté tibio. Separa la espuma que haya quedado en la parte superior, ya que tiene propiedades medicinales: resulta beneficiosa sobre arroz caliente. Filtra el ghee con un colador fino o varias capas de muselina y viértelo en un recipiente de vidrio hermético. Desecha los sólidos que queden en el fondo de la cacerola.

Puede conservarse en un estante de la cocina protegido de la luz solar. No necesita refrigeración. No extraigas el ghee con una cuchara húmeda ni dejes que penetre agua en el recipiente, ya que esto crearía el caldo de cultivo para la proliferación bacteriana y terminaría estropeándose.

La receta continúa→

Una vez te hayas familiarizado con el proceso de preparación, puedes usar 1 kg o 1,5 kg (2 o 3 libras) de mantequilla para hacer una mayor cantidad.

El ghee es digestivo y favorece la absorción y asimilación de nutrientes. Nutre a ojas, tejas y prana. Mejora la memoria y lubrica el tejido conjuntivo. El ghee vuelve el cuerpo flexible y, en pequeñas dosis, es tridóshico. Este alimento es un *yogavahi*, un agente catalizador que transporta las propiedades medicinales de las hierbas a los siete dhatus o tejidos corporales. El ghee apacigua pitta y vata, y tomado con moderación resulta aceptable para kapha. De todos modos, las personas que tienen el colesterol alto o padecen obesidad deben usarlo con precaución. Su uso está desaconsejado en caso de una gran acumulación de ama (toxinas).

Para llenar un tarro de un litro (un cuarto de galón) se necesita alrededor de 1kg (2 libras) de mantequilla.

Masala

1 cucharadita de clavos molidos	5 hojas de laurel
1 cucharadita de cardamomo molido	1 cucharadita de canela
1 cucharadita de pimienta negra molida	5 cucharaditas de pimienta de Cayena (más o menos al gusto)

Muele todos los ingredientes en un mortero o batidora hasta mezclarlos bien y obtener una textura fina.

Consérvalos protegidos de la luz solar.

La cantidad de pimienta de Cayena sugerida en la receta no tiene en cuenta el número de unidades Scoville de los chiles utilizados. Aunque la cifra puede variar bastante, la pimienta de Cayena suele resultar bastante picante.

Semillas digestivas de sobremesa

½ taza de semillas de hinojo
¼ de taza de semillas de cilantro tostadas
¼ de taza de semillas de sésamo
1 cucharada de semillas de comino
1 cucharada de semillas de ajowan
2 pizcas de sal (preferiblemente negra o marina)
1 cucharada de agua caliente

Examina las semillas de hinojo para eliminar cualquier ramita o piedrecita.

Disuelve la sal en una cucharada de agua.

Calienta una sartén gruesa de hierro colado a fuego medio. Añade las semillas de hinojo y tuéstalas removiendo constantemente durante 2 minutos hasta que se hayan dorado ligeramente. Rocíalas con el agua salada y sigue removiendo hasta que se hayan secado y comiencen a desprender su aroma. Colócalas en un plato.

Tuesta el resto de semillas, cada tipo por separado, durante alrededor de un minuto hasta que se hayan dorado ligeramente y su olor sea perceptible. Combínalas con las semillas de hinojo y mezcla bien.

Conserva la mezcla en un tarro de vidrio.

Toma una cucharadita después de la comida y la cena para favorecer la digestión y mejorar el aliento.

Las semillas de cilantro sugeridas están descascarilladas y suelen tostarse con cúrcuma. Pueden adquirirse en los establecimientos indios.

CAPÍTULO 8

ALIMENTOS QUE CURAN

NOTA: recuerda que las sugerencias que se proponen a continuación no tienen el propósito de sustituir el consejo médico. En ocasiones te ofrecemos diversos remedios para el mismo problema como el resfriado o los gases. Dado que las enseñanzas ayurvédicas consideran que cada persona es única, es posible que unas recetas se adapten más a tus necesidades que otras. Disfruta explorando cuáles te funcionan mejor.

Los términos empleados para describir el efecto que ejerce un alimento o hierba en cada uno de los doshas, como intensificar, irritar, estimular, etc. significan que el dosha se alterará temporalmente. Si la ingesta de ese alimento concreto continúa, el dosha se agravará y dará lugar a una enfermedad.

Tal vez algunas de las hierbas ayurvédicas mencionadas no te resulten familiares. Para obtener más información acerca de ellas escribe o llama a The Ayurvedic Institute.

FRUTAS

Las cerezas son dulces, ácidas y astringentes, de energía caliente y vipaka picante. Si bien apaciguan vata y kapha podrían irritar pitta si se consumen en exceso.

1. Las cerezas resultan beneficiosas para la fatiga mental, el estrés y el insomnio. El consumo de 10-20 cerezas diarias podría ayudar a aliviar estos problemas.
2. En caso de síndrome premenstrual y/o flujo menstrual excesivo con síntomas relacionados con vata y kapha tales como dolores, retención de líquidos o flujo blanquecino, consume 10 cerezas diarias con el estómago vacío durante 1 semana antes del inicio del período.
3. Comer 7 cerezas podría ayudarte en caso de padecer cinetosis y/o dolor de cabeza a causa de un viaje largo en coche.
4. En caso de visión deficiente, enrojecimiento y/o capilares hinchados en los ojos y/o la punta de la nariz, consume alrededor de 15 cerezas diarias con el estómago vacío.
5. Si tienes la tez muy seca, aplica pulpa de cereza a modo de mascarilla antes de acostarte y deja actuar durante 15 minutos. Te dejará un cutis precioso.
6. En caso de eccema y psoriasis puede ser de utilidad aplicar en la zona afectada una pulpa hecha a base de semillas de cereza molidas, dejando actuar durante 10-15 minutos.

El coco es dulce, de energía fría y vipaka dulce. La pulpa del coco es dura, pesada y oleosa, mientras que el centro es líquido. Si bien apacigua vata y pitta, podría agravar kapha si se consume en exceso. El aceite de coco resulta útil para aplicaciones externas.

NOTA: el agua de coco es el jugo que se encuentra de forma natural en el interior del coco; para elaborar leche de coco ralla la pulpa y mézclala con alrededor de una taza de agua; después, déjala reposar unos minutos y pásala por un colador presionando bien para filtrar la leche.

1. En caso de eccema doloroso, aplica pulpa de coco quemada y molida.
2. En caso de sensación de quemazón o quemadura solar, aplica aceite de coco.
3. En caso de sensación de ardor al orinar, prueba a beber un vaso de agua de coco.
4. En caso de sarampión, varicela u otro tipo de sarpullido, puede resultar útil beber agua de coco.
5. En caso de debilidad y/o caída del cabello, aplica aceite de coco al cuero cabelludo.
6. En caso de caspa, picor de cuero cabelludo o vitíligo (manchas blanquecinas causadas por una pigmentación deficiente), aplica leche de coco localmente.
7. Prueba a usar aceite de coco para tratar las infecciones fúngicas en las uñas.
8. En caso de flujo menstrual excesivo, puede ayudarte tomar 1 taza de agua de coco con ½ cucharadita de azúcar de roca molido (u otro tipo de azúcar natural).
9. En caso de úlceras derivadas de la colitis, podría aliviarte la aplicación de un enema a base de ½ litro (1 pinta) de leche de coco.
10. El polvo dental elaborado con cáscara de coco molida fina y una pizca de alcanfor comestible resulta beneficioso para la recesión y el sangrado de encías.

Los dátiles *(frescos)* son dulces, de energía fría y vipaka dulce. Si bien reducen vata, pitta y kapha, este último debería consumirlos con moderación. Los dátiles fomentan la salud y son nutritivos y vigorizantes. El azúcar de dátil constituye un sustituto saludable del azúcar blanco.

1. Mezcla 5 dátiles frescos troceados, 1 cucharadita de ghee y 2 pizcas de pimienta negra. Consume esta mezcla a pri-

mera hora de la mañana, entre las 5:30-6 a. m., y no tomes nada durante las dos horas siguientes. Esta receta incrementa el poder de absorción y asimilación del intestino; también solidifica las heces, mejora el tono muscular y nutre los huesos.

2. Una cataplasma de azúcar de dátil constituye un remedio eficaz para aliviar el dolor muscular.

3. El azúcar de dátil es una buena fuente de hierro.

4. Introduce 10 dátiles frescos en un tarro de 1 litro (1 cuarto de galón) de ghee. Añade 1 cucharadita de jengibre, ⅛ de cucharadita de cardamomo y una pizca de azafrán. Tapa sin apretar y protégelo de la luz solar. Debe mantenerse en un lugar cálido y cerrado durante 1 semana. Transcurrido ese tiempo, consume 1 dátil diario a primera hora de la mañana. Este remedio te ayudará en caso de anemia, debilidad sexual y síndrome de fatiga crónica.

5. La fórmula anterior también resulta positiva durante el embarazo para aliviar las náuseas matinales y la anemia.

6. En caso de palpitaciones y dolor de pecho, resulta favorable consumir 2 dátiles mezclados con 2 cucharaditas de miel.

7. En la fase de dentición puedes dar a los niños dátiles secos para que los mastiquen.

8. En caso de diarrea durante la dentición, dale al niño ½ cucharadita de azúcar de dátil mezclada con 1 cucharadita de miel dos o tres veces al día.

9. Bebida de dátiles: deja en remojo 5 dátiles frescos en un vaso de agua durante la noche. Al día siguiente procesa la mezcla en una batidora y tómatela. Te aportará energía y vitalidad.

Las frambuesas son dulces, ligeramente ácidas y astringentes, de energía fría y vipaka picante. Estimulan vata y calman kapha. Pitta puede consumirlas de forma esporádica.

No deben consumirse más de dos puñados de frambuesas de una vez, ya que podrían inducir el vómito.

Tampoco deben mezclarse leche, yogur o queso con frambuesas, ya que esta combinación podría originar hemorroides, úlceras y problemas cutáneos.

1. En caso de sensación de ardor al orinar, consume 20 frambuesas con 1 cucharadita de azúcar de roca molido u otro azúcar natural esparcido por encima; después tómate 1 vaso de agua. Esto puede ayudar a aliviar el ardor y la inflamación del conducto urinario.

2. En caso de sangrado de encías, hemorroides o flujo menstrual abundante, prueba a masticar 10-20 frambuesas dos o tres veces al día con el estómago vacío.

3. En caso de trastorno hemorrágico, toma 1 taza de zumo de frambuesa con una pizca de comino molido y una pizca de hinojo molido para contribuir a reducir el sangrado.

Las fresas son ácidas, dulces, astringentes, de energía caliente y vipaka picante. Si bien consumidas con moderación son adecuadas para el tridosha, en exceso pueden alterar los tres doshas y afectar a los pulmones y el estómago, produciendo tos y vómito.

No deben mezclarse fresas con otros alimentos, especialmente con leche, yogur o miel. Lo mejor es consumirlas solas.

1. Tomar 10 fresas diarias podría ayudar a los pacientes aquejados de tuberculosis pulmonar o anemia.

La granada es dulce, ácida y astringente, de energía fría y vipaka dulce. Incrementa vata y reduce pitta y kapha. Potencia la producción de glóbulos rojos y resulta beneficiosa para la anemia, la fiebre y las afecciones cardiacas. No debe beberse zumo de granada junto con carne, leche o yogur.

1. En caso de tos infantil, prueba a dar al niño una bebida hecha a base de ½ taza de zumo de granada con una pizca de jengibre molido y una pizca de pimienta larga molida.

2. En caso de náuseas y vómitos, puede ayudarte tomar una mezcla de ⅓ de taza de zumo de granada, 1 cucharadita de azúcar de roca molido u otro azúcar natural y ½ cucharadita de jengibre fresco rallado una o dos veces al día.

3. En caso de presencia de sangre y mucosidad en las heces, bebe ½ taza de zumo de granada con una pizca de clavo molido y 2 pizcas de jengibre molido dos o tres veces al día.

4. Aplicar dos gotas de zumo de granada fresco en cada orificio nasal ayudará a detener la hemorragia nasal.

5. En caso de sarpullido, urticaria y sofocos, prueba a beber 1 taza de zumo de granada con 1 cucharadita de azúcar de roca molido u otro azúcar natural y 5-10 gotas de zumo de lima dos o tres veces al día.

6. En caso de mareo matinal, bebe un sorbo de zumo de granada mezclado con 1 cucharadita de azúcar de roca u otro azúcar natural.

7. En caso de deshidratación, puede ayudarte tomar 1 taza de zumo de granada mezclado con ½ taza de zumo de uva, 1 cucharadita de azúcar de roca molido u otro azúcar natural y una pizca de jengibre molido.

8. En caso de ardor ocular, aplícate 1 gota de zumo de granada en cada ojo por la noche.

Los higos *(frescos)* son dulces, de energía fría y vipaka dulce. Resultan difíciles de digerir. Calman vata y pitta y estimulan kapha. Constituyen una buena fuente de hierro, contribuyen a la formación de sangre y son una fruta excelente para los niños.

Deben evitar su consumo los individuos que tengan un agni débil, así como las personas aquejadas de diarrea y disentería.

No deben mezclarse higos con leche, ya que podría causar diarrea e indigestión.

1. Para fortalecer las encías, los dientes y la lengua, prueba a consumir 4 higos masticándolos bien una vez al día.

2. En caso de indigestión crónica, acidez y diarrea, puede ayudarte tomar 7 higos frescos evitando beber agua al menos durante la hora siguiente. Considera hacer un ayuno de higos durante 3 días, ya que podría aliviar el problema.

3. En caso de estreñimiento infantil, dale al niño 3 higos remojados en agua tibia.

4. En caso de sensación de ardor al orinar puede resultar útil tomar 4 higos frescos diarios una hora después de las comidas.

5. En caso de asma podría ayudarte consumir higos con una pizca de pimienta larga a primera hora de la mañana.

6. En caso de debilidad, tos seca y fiebre vespertina, puedes consumir 2 higos con una mezcla de 1 cucharadita de miel y 1 cucharadita de regaliz molido a primera hora de la mañana, evitando comer o beber durante las dos horas siguientes.

7. En caso de debilidad sexual (tanto en hombres como mujeres), puedes tomar diariamente 3 higos con 1 cucharadita de miel después de desayunar. Al cabo de una hora toma un vaso de lassi. También puedes frotarte suavemente la parte inferior del abdomen con aceite de ri-

cino tibio antes de acostarte durante 1 mes. Esto te ayudará a restablecer la energía sexual.

La lima es ácida, ligeramente amarga, de energía fría y vipaka dulce. Calma vata y es adecuada para pitta si se consume con moderación; sin embargo, en exceso, su propiedad ácida puede agravar este dosha. La lima estimula kapha y puede generar un exceso de salivación. Resulta útil con alimentos picantes a fin de mitigar su tendencia a irritar pitta. Esta fruta estimula la secreción de las enzimas digestivas y es beneficiosa en caso de indigestión. Puede ser un eficaz antídoto para el alcohol. No debe consumirse en caso de resfriado, congestión y/o tos.

1. Para mejorar el apetito, mastica un poco de lima con una pizca de sal de roca.

2. Tomar una cucharadita de encurtido de lima con la comida principal mejora la digestión y absorción de los minerales, así como el sabor de los alimentos.

3. En caso de indigestión aguda, mezcla el zumo de ¼ de lima con 1 taza de agua templada. Añade ½ cucharadita de bicarbonato de sodio y tómate la bebida deprisa.

4. En caso de indigestión ácida, mezcla el zumo de ¼ de lima con 1 taza de agua templada y 1 cucharadita de azúcar de roca u otro azúcar natural.

5. Para el ardor de estómago, las náuseas o la hiperacidez, coge ½ lima y sujétala con un tenedor o un palito sobre una llama. Añade ¼ de cucharadita de azúcar y una pizca de bicarbonato de sodio. Deja que el fuego penetre en la piel carbonizándola un poquito. Deja enfriar y mastícala con piel. Este remedio también resulta útil en caso de dolor de cabeza, cinetosis y náuseas matinales.

6. Tomar a sorbos 1 vaso de agua (previamente calentado y luego enfriado) mezclado con 1 cucharadita de zumo

de lima cada quince minutos durante todo el día, ayuda a aliviar la sensación de ardor en la uretra.

7. La mezcla de 1 taza de zumo de coco, 2 cucharaditas de zumo de lima y 1 taza de zumo de pepino podría resultar beneficiosa para las personas aquejadas de hipertensión que necesiten una acción diurética sin una pérdida de sodio y potasio.

8. Beber por la mañana un vaso de agua caliente con 1 cucharadita de miel y 1 cucharadita de zumo de lima podría resultar útil en caso de obesidad y colesterol alto.

El limón es ácido, de energía caliente y vipaka ácido. Resulta agudo, digestivo, laxante y estimula la salivación y los jugos digestivos en el estómago. Si bien calma vata y depura pitta cuando se encuentra en un estado de equilibrio, podría estimular pitta y kapha si están agravados. En la literatura ayurvédica los limones poseen una gran capacidad curativa.

No deben consumirse limones con leche, mango, tomates o en caso de padecer úlcera péptica.

1. En caso de náusea, vómito y/o indigestión, prepara una combinación de 1 parte de limón y 1 parte de miel. Moja el dedo índice en la mezcla y chúpalo lentamente.

2. En caso de indigestión o gases, podría resultar útil tomar una mezcla de 1 taza de agua fresca, 1 cucharadita de zumo de limón y ½ cucharadita de bicarbonato de sodio. Remueve y tómatela deprisa, ya que de otro modo la bebida producirá dióxido de carbono, que empeorará estos problemas.

3. En caso de náuseas matinales en el embarazo o náuseas infantiles, puede ayudarte tomar cada quince minutos un sorbo de una mezcla de 1 taza de agua de coco y 1 cucharadita de zumo de limón para calmar el estómago.

4. En caso de cálculos renales puede ser de gran utilidad tomar 1 taza de agua mezclada con 1 cucharadita de zumo de limón y 1 cucharadita de zumo de cilantro dos o tres veces al día.

El mango maduro es dulce, de energía caliente y vipaka dulce. Con moderación equilibra el tridosha. Actúa como vigorizante y afrodisíaco. Sin embargo, las personas diabéticas deberían consultar con su médico antes de consumirlo.

1. Tomar 1 mango maduro diario y beber 1 taza de leche tibia con 1 cucharadita de ghee al cabo de una hora resulta favorable para la energía y la vitalidad.

2. El mango es positivo para las mujeres embarazadas y ayuda a la lactancia.

3. Consumir un chapati con una taza de zumo de mango diariamente aporta energía, alegría y satisfacción.

4. En caso de lombrices intestinales, resulta beneficioso tomar una 1 cucharadita de semilla de mango molida y tostada con 1 cucharadita de miel dos o tres veces al día.

5. En caso de diarrea, toma 1 cucharadita de semilla de mango molida y tostada con una taza pequeña de yogur dos veces al día.

6. En caso de hemorragia nasal, aplica 3 o 5 gotas de zumo fresco de semilla de mango en cada orificio nasal. Para ello, ralla la semilla de mango, coloca la ralladura en un paño de muselina y presiona para exprimir el jugo.

7. En caso de caspa, mezcla ½ cucharadita de semilla de mango molida, ½ cucharadita de haritaki molido y ⅓ de taza de leche. Aplica en el cuero cabelludo por la noche y lávate el pelo por la mañana.

8. Beber 1 taza de zumo de mango maduro y al cabo de una hora ½ taza de leche mezclada con una pizca de carda-

momo, una pizca de nuez moscada y 1 cucharadita de ghee, aporta energía vitalidad y actúa como afrodisíaco; también contribuye a aliviar tanto el estreñimiento como la diarrea y resulta favorable para las personas que padecen hipertensión o afecciones cardiacas.

9. Los individuos pitta que tengan sensibilidad al mango deberían probar la receta anterior. En caso de no sentarles bien habrán de evitar el consumo de mango.

El mango verde es ácido, astringente, de energía fría y vipaka picante. Altera los tres doshas. Por lo general, se utiliza en la elaboración de chutneys y encurtidos especiales, ya que preparados de esta forma no agravan los doshas, sino que favorecen la digestión y realzan el sabor de los alimentos.

No debe tomarse agua después de consumir mango verde, ya que podría originar bronquitis, resfriado, tos y congestión respiratoria. Espera una hora como mínimo.

No debe consumirse una gran cantidad de mango verde, pues podría dar lugar a sarpullidos, náuseas, diarrea e indigestión o acidez.

1. Hierve mango verde rallado con 4 partes de agua durante 3-5 minutos. Añade panela u otro azúcar natural al gusto y 1 cucharadita de zumo de lima. Filtra la mezcla. Se trata de una bebida maravillosa denominada pahne que contribuye a nutrir el plasma. También resulta sumamente beneficiosa para tratar la deshidratación.

2. La piel del mango verde puede dejarse secar al sol y usarse de la misma forma que las hojas de curry en las sopas de lentejas, pues favorece la digestión de estas legumbres. La piel seca puede conservarse durante 1 año.

3. En caso de ardor ocular, aplica pulpa de mango verde rallado sobre los párpados antes de acostarte.

4. En caso de insolación, tómate unos cuantos trozos de mango verde con una pizca de sal. Espera una hora como mínimo antes de beber líquidos.

Las manzanas presentan diversos colores y variedades, pero desde el punto de vista de la curación ayurvédica nos interesan las manzanas en su estado maduro y dulce y en su estado ácido. Las primeras son ligeramente astringentes de energía fría y vipaka (efecto posdigestivo) dulce; las segundas son principalmente astringentes, de energía fría y vipaka picante. Si bien las manzanas son adecuadas para pitta y kapha, resultan demasiado secantes para vata, a menos que estén bien cocinadas y condimentadas. Su piel es difícil de digerir y puede generar gases. No deben consumirse las pepitas, ya que son amargas y astringentes y podrían agravar vata.

1. La manzana cruda, si bien estimula vata, alivia el estreñimiento, el sangrado de encías y la salivación excesiva. Se utiliza tradicionalmente para mitigar la estomatitis, una inflamación de la membrana mucosa bucal. Puedes pelar y masticar bien una manzana, al cabo de aproximadamente 1 hora después de las comidas, a fin de regular los movimientos intestinales y limpiar la lengua y los dientes. La piel puede pelarse fácilmente dejando la fruta en remojo en agua caliente durante 15 minutos.

2. Tomar zumo de manzana resulta útil para las sensaciones de ardor relacionadas con trastornos pitta como las gastritis, la colitis o la infección de vejiga.

3. En caso de diarrea y disentería, pela y cocina un par de manzanas hasta que se ablanden. Añade una pizca de nuez moscada, una pizca de azafrán y 1 cucharadita de ghee, y cómetelas despacio.

4. Para elaborar un delicioso postre, extrae la piel y el corazón de 5 manzanas. Bate o aplástalas para formar una pasta. Añade miel al gusto y mezcla bien. Agrega ⅛ de cucharadita de cardamomo molido, una pizca de azafrán, una pizca de nuez moscada y 10 gotas de agua de rosas o unos pocos pétalos de rosa ecológicos. Puedes tomar alrededor de ½ taza de esta «pulpa de manzana y miel» al cabo de una hora de haber comido como mínimo. El Ayurveda desaconseja el consumo de leche, yogur o pescado durante al menos cuatro horas antes o después de haber tomado esta pulpa, ya que constituiría una mala combinación.

Este postre es un alimento energético para los músculos cardiacos, relaja los vasos sanguíneos y contribuye a aliviar la hinchazón de pies. Se utiliza tradicionalmente como alimento apropiado para las personas aquejadas de varices, insomnio, debilidad sexual y artritis.

El melocotón es ácido, dulce y astringente, de energía caliente y vipaka dulce. Apacigua vata y podría estimular pitta. Si bien consumir un melocotón podría calmar kapha, más de uno podría favorecer la secreción de mucosidad en los pulmones. Por su parte, los melocotones verdes contribuyen a destruir las lombrices intestinales debido a su energía caliente y vipaka picante.

1. En caso de lombrices intestinales, consume 1 o 2 melocotones verdes con el estómago vacío a primera hora de la mañana. Al cabo de media hora, toma 1 taza de infusión de jengibre caliente mezclada con 2 cucharaditas de aceite de ricino. Esto ayuda a eliminar las lombrices y sus huevos. No comas ni bebas durante al menos tres horas después del tratamiento.

2. En caso de cálculos renales o biliares, toma 1 taza de zumo de melocotón mezclado con ½ cucharadita de cilantro molido con el estómago vacío, dos veces al día. No consumas tomates, espinacas, sal ni tamarindo si padeces estos trastornos.

3. En caso de fiebre alta con sensación de ardor al orinar debido a la elevación de pitta, toma 1 taza de zumo de melocotón con ½ cucharadita de comino molido y 1 cucharadita de azúcar de roca u otro azúcar natural.

4. Tomar 1 melocotón una hora después de las comidas podría ayudar a aliviar el estreñimiento.

5. Ante la manifestación de síntomas de agravación de vata, tales como sequedad lingual, palpitaciones, fatiga y voz cansada, toma 1 taza de zumo de melocotón con una pizca de sal de roca, 10 gotas de zumo de lima y 1 cucharadita de azúcar de roca molido u otro azúcar natural. Puedes beber esta mezcla tres o cuatro veces al día.

6. En caso de sudoración en manos y pies, consume 1 melocotón diario una hora después de cada comida.

7. En caso de hipertensión, puedes probar a tomar 1 taza de zumo de melocotón con una pizca de cardamomo molido y 1 cucharadita de cilantro en polvo dos o tres veces al día.

8. En caso de enuresis nocturna infantil, dale al niño 1 taza de zumo de melocotón con 1 cucharadita de vidanga en polvo una vez al día durante varios días. Si no te fuera posible conseguir vidanga, sustitúyela por una pizca de semillas de amapola negras molidas.

El melón es dulce, de energía fría y vipaka dulce. Constituye una fruta acuosa, de textura untuosa y difícil de digerir. Calma vata y pitta, pero podría irritar kapha. Casi todos los melones actúan de forma similar: tienden a ser diuréticos y afrodisíacos.

1. Puedes consumir melón a fin de aliviar la sensación de ardor asociado con un exceso de pitta.
2. En caso de sarpullido, consume melón y frótate la piel con la corteza.
3. En caso de acné, frota la zona afectada con la parte interna de la corteza antes de acortarte y deja actuar durante toda la noche. Esta «mascarilla» también te suaviza la piel.
4. En caso de sensación de ardor al orinar, cistitis y uretritis, prueba a consumir melón con una pizca de cilantro en polvo esparcido por encima.
5. En caso de sangrado de encías, consume melón, masticándolo despacio.

La naranja es ácida, dulce, de energía caliente y vipaka picante. Apacigua vata. Si bien las naranjas dulces son aceptables para pitta, las ácidas podrían irritarlo. En exceso, esta fruta estimula kapha.

1. Tomar una taza de zumo de naranja recién exprimido con una pizca de sal de roca constituye un buen remedio para la fatiga después del ejercicio. Añade 10 gotas de zumo fresco de lima para calmar pitta.
2. Una taza de zumo de naranja con ½ cucharadita de azúcar natural y una pizca de comino resulta beneficioso para el sangrado de encías, las hemorroides y el enrojecimiento ocular.
3. En caso de resaca por ingesta de alcohol u otras drogas podría resultar útil tomar 1 taza de zumo de naranja con 1 cucharadita de zumo de lima y 1 pizca de comino molido.

4. En caso de sensación de ardor al orinar, edema e hipertensión, podría ayudarte tomar 1 taza de zumo de naranja mezclada con ½ taza de zumo de coco dos o tres veces al día.

5. En caso de ansiedad e incremento del ritmo cardiaco, puede resultar efectivo tomar 1 taza de zumo de naranja con 1 cucharadita de miel y una pizca de nuez moscada en polvo.

6. El zumo de naranjas dulces puede constituir una bebida nutritiva durante todo el embarazo.

7. En caso de gases e indigestión, tomar 1 taza de zumo de naranja con una pizca de ajowan y una pizca de asafétida favorece la digestión y ayuda a expulsar los gases.

La papaya es dulce, de energía caliente y vipaka dulce. Calma vata y resulta aceptable para kapha, si se consume con moderación. Pitta, sin embargo, puede consumir esta fruta alrededor de una vez por semana. La papaya suele ayudar en caso de tos, asma y disfunción hepática y esplénica. También contribuye a controlar las lombrices intestinales y posee enzimas que favorecen la digestión. Su zumo es anticoagulante y puede ayudar a prevenir los infartos.

Dado que contiene estrógenos naturales, no debe consumirse durante el embarazo.

1. En caso de indigestión, gastritis aguda e hiperacidez, prueba a beber 1 taza de zumo de papaya con 1 cucharadita de azúcar natural y 2 pizcas de cardamomo.

2. En caso de bazo dilatado, puede ayudarte tomar 1 taza de zumo de papaya seguida de ½ taza de leche caliente con una pizca de jengibre molido. Toma este remedio con el estómago vacío dos veces al día.

3. En caso de eccema y dermatitis, podría aliviarte frotar el área afectada con la parte interna de la piel de papaya.

La pera es dulce y astringente de energía fría y vi-paka picante. Gracias a su propiedad fría estimula ligeramente vata y calma pitta, mientras que su acción diurética y picante contribuye a reducir kapha.

No debe consumirse en caso de padecer tos seca, diabetes, artritis o ciática.

Es desaconsejable consumirla junto con arroz, yogur, leche o melón.

1. Puedes tomarte una pera para ayudar a detener la diarrea.
2. En caso de inapetencia, molestias abdominales o sed excesiva puede resultar útil consumir esta fruta.
3. Las peras resultan beneficiosas en caso de sangrado e inflamación de encías.
4. Tomar 2 peras por la mañana contribuye a depurar el hígado y ayuda a la expulsión de pequeños cálculos renales y biliares. No debes comer ni beber durante las dos horas siguientes.
5. En caso de inflamación del conducto urinario, consume 2 peras con el estómago vacío.

La piña es dulce, ácida, de energía caliente y vipaka dulce. Si bien calma vata y resulta aceptable para kapha, pitta solo puede consumirla en pequeñas cantidades cuando está madura. La piña madura desprende un agradable aroma. El zumo de piña sin diluir no es adecuado para la constitución ni los trastornos pitta y no deben consumirlo los niños menores de siete años. Por su parte, la piña verde es difícil de digerir y puede causar sensación de saciedad, alteración del gusto y sensación de pesadez en la lengua, de modo que conviene tomarla con precaución.

No debe consumirse piña a primera hora de la mañana con el estómago vacío, ya que altera el estómago y genera acidez.

No deben consumirse productos lácteos ni beber leche dos horas antes o después del consumo de piña.

Las mujeres embarazadas no deben consumir piña verde ya que podría inducir el aborto.

1. Una hora y media antes de las comidas puedes beber a sorbos un vaso de zumo de piña con una pizca de pimienta negra y una pizca de sal. Esta bebida estimula las enzimas digestivas e incrementa la sensación de hambre. Resulta especialmente beneficiosa si vas a consumir carne durante la comida.

2. El zumo de piña ayuda a aliviar el estreñimiento.

3. En caso de indigestión, náuseas o diarrea, puedes ayunar y beber 1 taza de zumo de piña dulce con una pizca de jengibre, una pizca de pimienta negra y ½ cucharadita de azúcar natural. Toma esta bebida tres veces al día.

4. En caso de distensión abdominal, prueba a beber 1 taza de zumo de piña con una pizca de ajowan.

5. En caso de lombrices intestinales, prueba a consumir 4 trozos de piña con una pizca de pimienta negra y sal de roca una hora después de las comidas. Este remedio ayuda a eliminar las lombrices, los hongos y las amebas.

6. En caso de hemorroides, puede ayudar la aplicación externa de pulpa de piña tibia en la zona afectada.

7. En caso de picor agudo causado por un eccema, frota la zona afectada con zumo de piña recién exprimido.

8. En caso de sensación de ardor al orinar, toma 1 vaso de zumo de piña con ½ cucharadita de azúcar natural o dextrosa.

9. En caso de intoxicación de nicotina causada por fumar en exceso, puedes masticar pedacitos de piña con ½ cucharadita de miel a fin de ir reduciendo el consumo habitual de tabaco.

El plátano verde es astringente, de energía fría y vipaka picante. Incrementa vata y reduce pitta y kapha. Por su parte, el plátano maduro es dulce, de energía caliente y vipaka ácido. Reduce vata e incrementa pitta y kapha. Se trata de una fruta afrodisíaca que energiza el tejido muscular, graso, nervioso y reproductivo.

PRECAUCIONES:

No debe tomarse ningún líquido al menos durante una hora después de consumir plátano.

No debe tomarse por la noche.

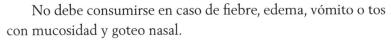

No debe mezclarse con leche.

No debe mezclarse con yogur.

No debe consumirse en caso de fiebre, edema, vómito o tos con mucosidad y goteo nasal.

(En los siguientes remedios se emplean plátanos maduros a menos que se indique lo contrario).

1. En caso de compulsiones alimentarias resulta sumamente efectivo tomar 1 plátano troceado con 1 cucharadita de ghee y una pizca de cardamomo. Este remedio también resulta útil en caso de hipoglucemia, estreñimiento o calambres musculares.

2. En caso de sensación de ardor al orinar a causa del insomnio, el estreñimiento y un pH ácido, puede resultar útil consumir 1 o 2 plátanos con una pizca de comino entre comidas.

3. En caso de tos seca o tos poco productiva acompañada de dolor en el pecho, toma 1 o 2 plátanos con 1 cucharadita de miel y 2 pizcas de pimienta negra molida dos o tres veces al día.

4. Tomar dos plátanos, 5 higos frescos y 5 dátiles frescos picados y mezclados con 1 o 2 cucharadas de miel y 2 pizcas de jengibre en polvo constituye una comida

completa y un buen tónico para la debilidad o la atrofia muscular.

5. En caso de asma bronquial crónico, inserta 7 clavos en un plátano pelado y déjalo así durante la noche. A la mañana siguiente consume el plátano junto con los clavos. Una hora después tómate 1 taza de agua caliente con 1 cucharadita de miel. Esto aportará energía a los pulmones y reducirá el sonido sibilante.

6. En caso de diarrea, prueba a consumir 2 plátanos verdes troceados con 1 cucharadita de ghee y dos pizcas de jengibre en polvo. Bebe 1 taza de agua caliente una hora después.

7. En caso de micción excesiva, a menudo asociada a la diabetes, prueba a tomar 1 plátano verde con ⅓ de taza de zumo de melón amargo, una vez al día.

8. Para detener el hipo, consume 2 plátanos troceados mezclados con 1 cucharadita de ghee, ½ cucharadita de miel y 2 pizcas de jengibre molido.

La sandía es dulce, de energía fría y vipaka dulce. Resulta pesada y diurética. Irrita kapha y vata, pero alivia pitta; asimismo, solidifica las heces y depura los riñones.

No debe consumirse sandía durante las tres horas siguientes a una comida. Tampoco debe comerse por la noche ni en un día nublado o lluvioso, ya que podría causar edema o dolor abdominal. Igualmente, no debe consumirse junto con cereales, ya que esta combinación resulta perjudicial para la digestión.

Debido a sus propiedades refrescantes y pesadas, un consumo excesivo puede originar congestión respiratoria.

Dado que aumenta la presión intraocular, no es aconsejable para las personas aquejadas de glaucoma.

Un exceso de sandía puede inhibir la producción de esperma.

1. Tomar una taza de zumo de sandía mezclado con una pizca de comino molido tres veces al día con el estómago vacío constituye un remedio usado tradicionalmente para el tratamiento de la uretritis, la cistitis y la micción escasa con sensación de ardor.

2. En caso de dolor de riñones, bebe 1 taza de zumo de sandía con ¼ de cucharadita de cilantro el polvo. Este remedio constituye una buena limpieza renal y contribuye a expulsar pequeños cálculos. Tómalo dos o tres veces al día.

3. Muele ½ taza de semillas de sandía fresca hasta obtener una pulpa fina. Añade 1 cucharadita de azúcar natural y ½ cucharadita de ghee y tómate la mezcla con el estómago vacío. Esto ayuda a fortalecer la musculatura débil.

4. En caso de sarpullido, eccema y alergias cutáneas, cómete la pulpa roja de la sandía y frota la zona afectada con la parte blanca de la corteza para aliviar el picor y la sensación de ardor.

5. Una receta poco común para embellecer la piel: coge una sandía mediana, haz un agujero redondo en un extremo y conserva el trozo cortado. Introduce en el agujero 2 cucharaditas de arroz basmati crudo, 1 cucharadita de cúrcuma en polvo, 1 cucharadita de sándalo en polvo, ¼ de cucharadita de alcanfor comestible, una pizca de azafrán y 1 cucharadita de lima. Cierra el agujero volviendo a colocar el trozo cortado en su sitio. Mantén la sandía en un lugar cálido y seco durante una semana. Una vez transcurrido este tiempo, abre la sandía y recoge la pulpa. Déjala secar en un lugar caliente y seco protegido de la luz solar directa. Esta suave pulpa puede usarse para fines cosméticos. Aplicada diariamente en el cutis, lo embellece y rejuvenece; también contribuye a

COCINA AYURVEDA PARA LA AUTOCURACIÓN

eliminar las arrugas, el eccema y otros trastornos de la piel.

6. Beber 1 taza de zumo de sandía con 1 cucharadita de miel a primera hora de la mañana con el estómago vacío contribuye a reducir el edema en las enfermedades cardiacas congestivas.

Las uvas verdes son ácidas, dulces, de energía caliente y vipaka dulce. Estimulan kapha y pitta y resultan aceptables para vata si se consumen con moderación. Sin embargo, las uvas rojas, moradas y negras son tridóshicas. Son dulces, ácidas y astringentes, de energía fría y vipaka dulce. Constituyen un laxante suave y tienen un alto contenido en hierro, por lo que son un buen alimento en caso de anemia ferropénica.

1. Mezcla 1 taza de zumo de uva con 1 cucharadita de zumo de cebolla fresca y 1 cucharadita de miel. Tomar esta mezcla una vez al día durante 45 días, una hora antes de acostarse, ayuda a los hombres a incrementar la cantidad y resistencia de los espermatozoides. Los individuos kapha deberían añadir una pizca de trikatu, mezclando jengibre seco, pimienta negra y pimienta larga a partes iguales.

2. En caso de cistitis, uretritis o sensación de ardor al orinar recurrentes, prueba a tomar 1 taza de zumo de uva con una pizca de sal de roca y 1 cucharadita de comino molido dos o tres veces al día.

3. En caso de dolor en el pecho, pleuresía y debilidad muscular, toma 1 taza de zumo de uva mezclado con 1 cucharadita de miel y ½ cucharadita de jengibre molido con el estómago vacío dos veces al día.

4. En caso de trastornos por un exceso de pitta que generen ira, odio o una sensación de ardor en el estómago o la

uretra, toma una mezcla de 1 taza de zumo de uva, ½ cucharadita de comino, ½ cucharadita de hinojo y ½ cucharadita de sándalo en polvo.

5. En caso de fiebre, utiliza el remedio anterior.

6. En caso de debilidad sexual, mezcla 1 taza de zumo de uva, una pizca de pimienta larga, ½ cucharadita de azúcar de roca u otro azúcar natural y ½ cucharadita de ashwagandha. Tómate la bebida una hora antes de acostarte.

7. En caso de gingivitis, piorrea y recesión de encías, puedes cepillarte los dientes con unos 30 g (1 onza) de polvo de semilla de uva mezclado con una pizca de alcanfor comestible.

8. En caso de tos, asma y alergias respiratorias, prueba lo siguiente: combina 1 parte de uvas despepitadas, 1 parte de ghee y ½ parte de miel. Guarda la mezcla en un tarro o vasija y cierra con corcho o sin apretar la tapa. Mantenlo en un lugar cálido cubierto por una manta durante 15 días. Filtra. Toma 1 cucharadita dos veces al día.

9. Consumir un puñado de uvas pasas diariamente, una hora después de las comidas, puede ayudar a aliviar la anemia, la dilatación de hígado o bazo y el estreñimiento.

VERDURAS

El ajo posee todos los sabores menos el salado, es de energía caliente y vipaka picante. Calma vata y kapha, pero irrita pitta. Constituye un buen tónico para el corazón, los pulmones y los músculos, y ayu- da a prevenir los gases y la dificultad para respirar. Puede usarse como analgésico y afrodisíaco.

1. En caso de dolor de oídos, prueba a usar aceite de ajo. Para prepararlo, hierve 1 cucharadita de aceite de sésamo

con alrededor de ¼ de diente de ajo. Filtra, deja enfriar a temperatura ambiente y aplícate 3 gotas en cada oído antes de acostarte. Lo mejor es usar una cuchara metálica de mango largo.

2. En caso de dilatación y dolor de bazo, combina ½ cucharadita de ajo en polvo, ½ cucharadita de haritaki y ¼ de cucharadita de pimienta larga. Tómate esta mezcla con agua templada por la noche. También puedes probar a combinar 1 diente de ajo picado, una pizca de pimienta larga, 2 pizcas de haritaki y 1 cucharada de zumo de aloe vera. Tómate este preparado dos o tres veces al día.

3. En caso de indigestión crónica, toma una mezcla de ¼ de cucharadita de ajo en polvo, ½ cucharadita de trikatu y una pizca de sal de roca antes de la comida y la cena. Otra opción es tomar 1 diente de ajo picado con ¼ de cucharadita de comino molido, una pizca de sal de roca, una pizca de trikatu y 1 cucharadita de zumo de lima antes de las comidas.

4. El ajo es beneficioso para la obesidad, la artritis, el colesterol alto y la tos crónica. Toma 1 diente de ajo picado fino, ½ cucharadita de jengibre rallado y ½ cucharadita de zumo de lima antes de cada comida.

5. En caso de tos crónica, combina 4 partes de ajo en polvo con 1 parte de trikatu y suficiente miel para mezclarlo bien. Tómate este remedio dos veces al día.

6. Pela 108 dientes de ajo e insértalos en un hilo amarillo lo suficientemente largo para formar un collar o mala. Colócalo alrededor del cuello de tus hijos ¡y estarán libres de gripes, catarros y tos!

7. En caso de dolor abdominal agudo, prueba a tomar 10 gotas de aceite de ajo con ½ cucharadita de ghee.

8. Leche de ajo: combina 1 taza de leche, ¼ de taza de agua y 1 diente de ajo picado. Hierve suavemente hasta obtener 1 taza de líquido. Bebe la mezcla antes de acostarte. Favorece el sueño profundo y contribuye a aliviar la artritis, además de tener propiedades afrodisíacas.

La cebolla es picante y de energía caliente. Cruda tiene un vipaka picante y cocinada es dulce con un vipaka igualmente dulce. La cebolla cruda agrava vata y pitta y suaviza kapha, mientras que cocinada calma vata y kapha, pero puede agravar pitta si se consume en exceso.

1. En caso de convulsiones y desmayo, corta una cebolla e inhala su aroma hasta que aparezcan las lágrimas.
2. En caso de una convulsión epiléptica aguda, aplica dos gotas de zumo de cebolla fresco en cada ojo. Esto ayudará a detener el episodio convulsivo.
3. En caso de hemorroides, combina 1 cucharada de zumo de cebolla, 1 cucharadita de azúcar de roca u otro azúcar natural y ½ cucharadita de ghee. Consume la mezcla dos veces al día.
4. Para bajar la fiebre alta, envuelve pulpa rallada de cebolla en una tela húmeda y aplica primero a la frente y luego al ombligo, durante 10 minutos en cada zona.
5. En caso de debilidad sexual, toma 1 cucharada de zumo de cebolla mezclada con 1 cucharadita de zumo de jengibre fresco dos veces al día.
6. En caso de aceleración del ritmo cardiaco, toma 2 cucharaditas de zumo de cebolla mezcladas con ½ cucharadita de sitopaladi dos veces al día.
7. En caso de colesterol alto, toma 1 cucharadita de zumo de cebolla mezclada con una pizca de trikatu, antes de la comida y la cena.

El cilantro fresco es dulce, astringente, de energía fría y vipaka dulce. Equilibra los tres doshas y resulta especialmente beneficioso para activar el fuego gástrico, así como para aliviar las náuseas, la fiebre, la tos y la sed sofocante.

1. En caso de quemadura, puedes usar zumo de cilantro para calmar la zona. Tómate 2 cucharaditas de zumo tres veces al día y aplica un poco de la pulpa directamente en la piel.

2. En caso de fiebre, tómate 2 cucharaditas de zumo de cilantro tres veces al día para ayudar a bajar la temperatura.

3. En caso de ardor al orinar, prueba a mezclar ½ taza de agua de arroz —obtenido de la cocción de ¼ de taza de arroz en 2 o 3 tazas de agua— con 2 cucharaditas de zumo de cilantro. Toma este remedio dos o tres veces al día.

4. En caso de tos, mezcla 2 cucharaditas de zumo de cilantro, 1 cucharadita de panela u otro azúcar natural y ½ cucharadita de jengibre. Toma 1 cucharadita según sea necesario.

5. En caso de conjuntivitis, aplica pulpa de hojas de cilantro fresco en los párpados.

Las espinacas crudas son astringentes, ligeramente picantes y dulces, de energía fría y vipaka picante. Cocinadas son astringentes, ácidas, de energía caliente y vipaka dulce. Ejercen un efecto laxante y pueden resultar complicadas de digerir. Las personas aquejadas de cálculos renales o biliares deben evitar su consumo.

1. El zumo de espinaca puede aplicarse externamente a la piel en caso de inflamación.

2. Los síntomas del asma bronquial pueden aliviarse tomando ⅓ de taza de zumo de espinacas y una pizca de pimienta larga, dos veces al día.

3. En caso de tos crónica, prueba a tomar ½ taza de sopa de espinacas y ¼ de cucharadita de jengibre dos veces al día con el estómago vacío.

El melón amargo, como su nombre indica, es amargo, de energía fría y vipaka picante. Puede irritar vata, mientras que su cualidad amarga suaviza pitta y kapha. Resulta beneficioso para la fiebre, la anemia, la diabetes y las lombrices intestinales.

Nota: el melón amargo es una verdura india disponible en tiendas especializadas y establecimientos indios.

1. En caso de fiebre, toma 2 cucharadas de zumo de melón amargo fresco 3 veces al día para ayudar a bajar la temperatura.

2. El melón amargo cocinado, como en la receta «bhaji de melón amargo», favorece la limpieza del hígado y puede ayudar en caso de anemia.

3. En caso de lombrices intestinales y parásitos, prueba a tomar 1 cucharada de zumo de melón amargo con una pizca de trikatu tres veces al día, media hora antes de cada comida. Hacer esto durante 1 semana debería eliminar las lombrices.

4. El melón amargo cocinado es laxante y puede usarse para aliviar el estreñimiento y las hemorroides.

5. Los diabéticos dependientes de la insulina pueden contribuir a regular la dosis de insulina tomando 2 cucharadas de zumo de melón amargo con ¼ de cucharadita de cúrcuma en polvo, 15 minutos antes de cada comida

6. La ictericia, el hipertiroidismo y las migrañas pueden aliviarse mediante la aplicación de gotas de melón amargo fresco en cada orificio nasal por la mañana y por la noche.

El rábano (especialmente el daikon, un rábano largo y blanco) es picante, de energía caliente y vipaka picante. Si bien apacigua kapha, pitta debería usarlo solamente de forma esporádica. El rábano crudo agrava vata, mientras que cocinado resulta aceptable para este dosha si se consume con moderación. Puede ayudar a la expulsión de gases, depurar el hígado y eliminar las lombrices intestinales.

1. Tomar 2 cucharaditas de zumo de rábano fresco resulta beneficioso para activar el agni y mejorar la digestión.
2. En caso de gases y la distensión asociada, prueba a tomar 2 cucharaditas de zumo de rábano con 2 pizcas de ajowan y una pizca de asafétida. Haz esto dos veces al día con el estómago vacío.
3. En caso de disfunción hepática, la ingesta de 2 cucharaditas de zumo de rábano con una pizca de cilantro molido podría aliviar el dolor.
4. En caso de lombrices intestinales, puede ayudarte tomar 2 cucharaditas de zumo de rábano con ½ cucharadita de vidanga dos o tres veces al día.

El tomate pertenece a la familia de las solanáceas y puede ser verde, amarillo o rojo. El primero y segundo son ácidos, dulces, de energía caliente y vipaka picante. Irritan todos los doshas.

El tomate rojo, por su parte, es también ácido y dulce, con un vipaka picante. Ejercen un efecto refrescante en el estómago y caliente en el intestino. También irrita todos los doshas si se consume crudo. Aunque el Ayurveda sostiene que los tomates son por lo general bastante tóxicos para el organismo, su uso ocasional resulta aceptable si se cocinan con especias como el comino, la cúrcuma y los granos de mostaza.

No son recomendables en caso de acidez, artritis, ciática y cálculos renales y biliares.

Las semillas pueden causar dolor abdominal.

1. Dado que la carne es complicada de digerir, una hora después de su consumo prueba a beber 1 taza de zumo de tomate con una pizca de comino a fin de favorecer la digestión.

2. En caso de indigestión, la ingesta de 1 taza de zumo de tomate mezclado con ¼ de cucharadita de pimienta negra, una pizca de asafétida y una pizca de sal de roca podría aliviar el malestar.

3. En caso de fatiga mental e insomnio, prueba a tomar 1 taza de zumo de tomate con 2 cucharaditas de azúcar natural y 2 pizcas de nuez moscada entre las 4-5 de la tarde. Cena entre 6-7 esa noche y dormirás profundamente.

4. Para reducir la grasa corporal y adelgazar, toma 1 taza de zumo de tomate con 2 pizcas de trikatu a primera hora de la mañana. Espera dos horas antes de comer o beber.

5. En caso de tos seca, dificultad para respirar y dolor en el pecho, toma 1 taza de zumo de tomate con 1 cucharadita de cúrcuma, 2 cucharaditas de azúcar natural y una pizca de clavo molido con el estómago vacío. Espera una hora como mínimo antes de comer o beber.

Las zanahorias son de energía caliente y vipaka picante, de modo que apaciguan kapha y estimulan pitta si se consumen en exceso. Las zanahorias crudas son ásperas y astringentes, por lo que alteran vata, mientras que cocinadas son dulces y apaciguan este dosha. Ejercen un efecto digestivo y laxante, y pueden depurar el organismo.

1. En caso de anemia, combina ½ taza de zumo de zanahoria fresco y ½ taza de zumo de remolacha fresca con una pizca de comino molido. Toma esta mezcla dos veces al día con el estómago vacío.

2. Toma 1 taza de zumo de zanahoria mezclado con 2 cucharaditas de zumo de cilantro dos veces al día con el estómago vacío para aliviar las hemorroides.
3. En caso de síndrome de mala absorción —una enfermedad endémica en las zonas tropicales—, toma 1 taza de zumo de zanahoria con una pizca de trikatu dos veces al día.
4. La indigestión crónica puede aliviarse tomando un vaso de zumo de zanahoria con una pizca de jengibre en polvo.
5. Mezcla bien ½ taza de zumo de zanahoria y ½ taza de zumo de aloe vera. Toma esta bebida dos veces al día como parte de un programa anticáncer.

HIERBAS MEDICINALES

El ajowan es picante, de energía caliente y vipaka picante. Calma vata y kapha, pero podría estimular pitta. Constituye un excelente analgésico y tónico cardiaco. También contribuye a la expulsión de gases. Dado que es caliente, agudo y penetrante, favorece la activación del agni y la digestión.

1. En caso de dolor abdominal agudo con indigestión, prueba a masticar ½ cucharadita de ajowan con una pizca de sal y beber seguidamente 1 taza de agua tibia.
2. En caso de náuseas y vómito, podrías masticar ½ cucharadita de ajowan con 1 clavo dos o tres veces al día y beber seguidamente ½ taza de agua tibia.
3. En caso de tos productiva, resfriado de tipo kapha y fiebre podría ayudarte poner ½ cucharadita de ajowan, ¼ de cucharadita de pimienta larga y ½ cucharadita de semillas de amapola en una taza de agua caliente, durante 10 minutos. Bebe este remedio dos veces al día.

4. En caso de irritación de garganta y tos, mastica ½ cucharadita de ajowan y bebe 1 taza de agua tibia.

5. En caso de tos seca, prueba a masticar ¼ de cucharadita de ajowan mezclado con 1 cucharadita de azúcar natural.

6. En caso de micción excesiva, mastica una mezcla de ½ cucharadita de ajowan y ½ cucharadita de semillas de sésamo negro. Bebe seguidamente ½ taza de agua tibia.

7. Combinar ¼ de cucharadita de ajowan y ½ cucharadita de vidanga puede ayudar a expulsar las lombrices intestinales. Toma esta mezcla tres veces al día después de las comidas durante 2 semanas.

El azafrán es dulce, astringente, de energía caliente y vipaka dulce. Equilibra el tridosha y mejora el tono de la piel y el cutis. Entre sus numerosos usos destaca como purificador de la sangre, depurador del hígado, tónico nervioso, anticoagulante y tónico cardiaco. También es afrodisíaco y puede ayudar a incrementar la cantidad de espermatozoides. Asimismo, puede usarse en caso de tos, resfriado, congestión y hemorroides.

1. En caso de debilidad sexual, toma 1 taza de leche caliente con una pizca de azafrán.

2. En caso de hemorroides, prueba a tomar una pizca de azafrán, ¼ de cucharadita de triphala y 1 cucharada de aloe vera dos veces al día.

3. Para obtener alivio de algunos de los sintomas del asma y la tos, combina una pizca de azafrán, ½ cucharadita de trikatu y 1 cucharadita de miel, y toma esta mezcla 2 o 3 veces al día.

4. En caso de palpitaciones y dolor en el pecho, hierve ½ taza de leche, ½ taza de agua, 2 pizcas de azafrán y ½ cucharadita de arjuna. Toma esta mezcla dos o tres veces al día.

5. Como tónico cerebral, prueba a tomar una pizca de azafrán y ½ cucharadita de brahmi (gotu kola), hervidos en
   1 taza de leche.

6. El agua de rosas y el agua de azafrán —deja en remojo
   una pizca de azafrán en ¼ de taza de agua durante al
   menos 15 minutos— diluidas en agua destilada en una
   solución al 1 por ciento pueden aliviar la conjuntivitis y
   el ardor ocular. Aplica 2 gotas en cada ojo.

La canela es dulce, picante, amarga, de energía caliente y vipaka picante. Apacigua vata y kapha, pero podría estimular pitta si se consume en exceso. Favorece
la digestión, resulta eficaz en los trastornos producidos por acumulación de toxinas (ama) y mejora la circulación. Ayuda a prevenir los infartos debido a sus propiedades anticoagulantes.

1. En caso de resfriado común, tos o congestión, combina
   ½ cucharadita de canela y 1 cucharadita de miel. Toma
   esta mezcla dos o tres veces al día.

2. En caso de dolor de cabeza sinusal, mezcla ½ cucharadita de canela con agua suficiente para elaborar una pasta
   y aplícala localmente.

3. En caso de diarrea, podría ayudarte tomar una mezcla de
   ½ taza de yogur, ½ cucharadita de canela y una pizca
   de nuez moscada dos o tres veces al día.

4. Para mejorar una circulación deficiente, bajar el colesterol alto y aliviar el asma, deja en infusión 1 cucharadita
   de canela, ¼ de cucharadita de trikatu y 1 cucharadita de miel en una taza de agua caliente durante diez
   minutos. Toma esta bebida dos veces al día.

El cardamomo es dulce, picante, de energía caliente y vipaka dulce. Reduce vata y kapha, pero incrementa pitta. Resulta benefi-

cioso para la tos, la dificultad para respirar, el ardor al orinar y las hemorroides. Es digestivo y realza el sabor de los alimentos.

1. En caso de debilidad sexual, toma 1 taza de leche caliente con ½ cucharadita de ghee, una pizca de cardamomo y una pizca de asafétida.

2. En caso de trastorno hemorrágico, puede aliviarte tomar una pizca de cardamomo, una pizca de azafrán y una pizca de nuez moscada mezclados con ½ cucharadita de miel y 1 cucharadita de zumo de aloe vera dos veces al día.

3. En caso de tos y dificultad para respirar, puede resultar útil lamer en una cuchara una mezcla de una pizca de cardamomo, una pizca de sal de roca, 1 cucharadita de ghee y ½ cucharadita de miel.

4. En caso de ardor al orinar, podría aliviarte tomar 1 pizca de cardamomo con ½ taza de zumo de pepino dos veces al día.

5. En caso de náuseas, puede ayudarte tomar 2 pizcas de cardamomo y ½ cucharadita de miel mezclados con ½ taza de yogur.

6. Tomar 2 pizcas de cardamomo con gachas de avena o maíz contribuye a prevenir las caries dentales.

7. Si bien el café estresa considerablemente las glándulas suprarrenales, añadirle una pizca de jengibre y cardamomo ayuda a neutralizar este efecto.

El cilantro es dulce, astringente, de energía fría y vipaka dulce. Es tridóshico. Tiene propiedades digestivas y diuréticas, y puede reducir la fiebre. Nota: aunque las siguientes recomendaciones se refieren a las semillas, la planta posee efectos similares más suaves.

1. En caso de sensación de ardor en la uretra o sed excesiva, combina 1 cucharadita de semillas de cilantro, ½ cucha-

radita de amalaki y ½ cucharadita de azúcar natural en 1 taza de agua hirviendo. Deja en infusión durante la noche y tómate la bebida a primera hora de la mañana.

2. En caso de fiebre, combina ½ cucharadita de cilantro, ½ cucharadita de canela y ¼ de cucharadita de jengibre. Deja la mezcla en infusión en 1 taza de agua caliente durante diez minutos antes de tomarla.

3. En caso de cálculos renales y micción escasa con sensación de ardor, combina 1 cucharadita de cilantro y ½ cucharadita de gokshura en 1 taza de agua caliente de lavar arroz (el agua con el que se ha lavado arroz crudo). Toma la mezcla dos veces al día.

4. Los trastornos relacionados con un incremento de pitta como sarpullidos, urticaria y náuseas pueden aliviarse poniendo en infusión 1 cucharadita de cilantro, ½ cucharadita de comino y 1 cucharadita de azúcar natural en 1 taza de leche caliente. Bebe esta mezcla una o dos veces al día.

5. En caso de conjuntivitis, prueba el siguiente lavado ocular: deja 1 cucharadita de semillas de cilantro en 1 taza de agua hirviendo durante 15 minutos como mínimo. Filtra bien y deja enfriar. Lava el ojo con este líquido. Puede conservarse en el frigorífico durante dos o tres días.

6. En caso de tos, puede resultar de ayuda tomar 1 cucharadita de semillas de cilantro en polvo y 1 cucharadita de azúcar natural mezclados con 1 taza de agua de lavar arroz.

7. La bebida hecha a base de semillas de comino, cilantro e hinojo a partes iguales resulta un digestivo excelente. Emplea alrededor de 1 cucharadita de esta mezcla por taza y deja en infusión durante diez minutos.

El clavo es picante de energía caliente y vipaka dulce. Su cualidad picante incrementa pitta, pero reduce vata y kapha. Es un buen estimulante digestivo y ejerce un efecto positivo en la congestión sinusal y bronquial.

1. En caso de tos o resfriado, prueba a tomar 1 cucharadita de miel mezclada con una pizca de clavo dos o tres veces al día.
2. En caso de indigestión e inapetencia, toma 1 pizca de clavo molido, ¼ de cucharadita de trikatu y 1 cucharadita de miel cinco minutos antes de acostarte.
3. La ronquera puede aliviarse con una combinación de una pizca de clavo molido, una pizca de cardamomo molido, ½ cucharadita de regaliz molido y 1 cucharadita de miel. Degusta la mezcla despacio.
4. En caso de diarrea, puede ayudarte mezclar una pizca de clavo molido, una pizca de azafrán molido y una pizca de nuez moscada molida mezclados con ½ taza de yogur. Toma este remedio dos veces al día.
5. En caso de dolor dental, prueba a aplicar una gota de aceite de clavo en el diente afectado.

El comino es una semilla aromática que pueden usar los tres doshas. Se trata de un ingrediente esencial en la cocina ayurvédica debido a su distintivo sabor y sus maravillosas propiedades medicinales. Para cualquier malestar digestivo podría decirse: «¡Cierra los ojos y usa comino!». Esta especia activa el fuego gástrico y mejora la absorción de minerales en el intestino; también ayuda a aliviar los problemas de gases y puede actuar como un analgésico moderado. Asimismo, puede mitigar el dolor de estómago, las náuseas y la diarrea, además de ser sumamente restaurativo para los tejidos. Es picante, amargo, de energía fría y vipaka picante, si bien la variedad menos común de color negro es de energía caliente.

1. En caso de fiebre, combina semillas de comino, de cilantro y de hinojo a partes iguales. Añade 1 cucharadita de esta mezcla a 1 taza de agua hirviendo. Deja en infusión durante diez minutos antes de tomarla.

2. En caso de dolor de estómago, prepara una mezcla de ⅓ de cucharadita de comino molido, una pizca de asafétida y una pizca de sal de roca. Mezcla y mastica bien. Después bebe agua templada.

3. En caso de náuseas o malestar de estómago, puede resultar útil mezclar 1 cucharadita de semillas de comino y una pizca de nuez moscada molida en una taza de agua hirviendo. Deja en infusión la bebida durante diez minutos antes de tomarla.

4. En caso de infección vaginal como leucorrea (flujo blanco) prueba lo siguiente: mezcla 1 cucharadita de semillas de comino, 1 cucharadita de ghee, 1 cucharadita de trocitos de regaliz y ½ litro (1 pinta) de agua hirviendo. Pon en infusión durante diez minutos como mínimo. Deja enfriar, filtra y usa el líquido en irrigación vaginal.

5. Para aliviar el dolor menstrual, tuesta en seco semillas de comino en una cacerola de hierro hasta que desprendan su aroma. Mastica despacio una cucharada de estas semillas y seguidamente toma 1 cucharada de zumo de aloe vera.

La cúrcuma El rizoma de cúrcuma se parece al jengibre, aunque por dentro puede ser amarillo-anaranjado o rojo. Este último se denomina kunkum y se considera sagrado. Con fines culinarios y medicinales solamente se emplea la raíz amarilla.

La cúrcuma constituye la mejor medicina en el Ayurveda: cura al individuo en su totalidad. Esta especia es picante, amarga, astringente, de energía caliente y vipaka picante. Pueden consumirla los tres doshas. Si bien podría estimular vata, no lo agrava (generar un desequilibrio). La cúrcuma favorece la digestión, preserva la flora intestinal, reduce los gases, tonifica y es un antibiótico natural. Puede emplearse para el tratamiento de la tos, los orzuelos, la diabetes, las hemorroides, los cortes, las heridas, las quemaduras y los problemas cutáneos. También ayuda a reducir el estrés y la ansiedad.

Nota: las personas que padecen hipoglucemia pueden usar pequeñas cantidades de cúrcuma con la comida, pero no deben tomarla en grandes cantidades.

AVISO: el color amarillo de la cúrcuma tiende a teñir la ropa y la piel.

1. En caso de tos bronquial, irritación de garganta, tonsilitis y faringitis, hierve 1 cucharadita de cúrcuma en 1 taza de leche caliente durante tres minutos y toma la bebida antes de acostarte.

2. En caso de hemorroides externas, aplica una mezcla de ½ cucharadita de cúrcuma y 1 cucharadita de ghee localmente antes de acostarte.

3. En caso de mastitis quística, aplica una pasta de ½ cucharadita de cúrcuma molida y 1 cucharadita de aceite de ricino en el pecho por la noche (teñirá de amarillo la piel y la ropa).

4. Para ayudar a estabilizar los niveles de azúcar en caso de diabetes, introduce cúrcuma en polvo en cápsulas de tamaño 00. Toma 2 cápsulas, tres veces al día, cinco minutos antes de cada comida.

5. En caso de anemia, toma un cuenco de yogur mezclado con 1 cucharadita de cúrcuma con el estómago vacío por la mañana y por la tarde (antes del anochecer). Si kapha está desequilibrado, tómalo solamente a mediodía.

6. En caso de cortes, heridas y hongos en las uñas, aplica una mezcla de ½ cucharadita de cúrcuma y 1 cucharadita de aloe vera en la zona afectada.

7. En caso de hinchazón por lesión traumática, aplica una pasta de cúrcuma y agua.

8. En caso de orzuelo, elabora una pasta de polvo de sándalo rojo y cúrcuma a partes iguales mezclados con agua destilada. Aplica en la zona afectada a fin de drenar el orzuelo.

9. En caso de hinchazón de encías y llagas, aplica cúrcuma directamente en la zona afectada.

10. Para disfrutar de un bonito cutis, toma una cápsula de cúrcuma diaria. Asimismo, si una mujer embarazada consume cúrcuma de forma regular, el bebé tendrá una piel preciosa.

11. En caso de historia familiar de melanoma, toma 1 o 2 cápsulas de cúrcuma tres veces al día como preventivo.

12. Como protección solar para los lunares, cúbrelos con una mezcla de 2 partes de ghee y 1 parte de cúrcuma.

13. Para una protección general frente a las enfermedades, lleva en el bolsillo rizoma de cúrcuma o cuélgalo alrededor del cuello atado a un hilo de seda amarillo.

El hinojo es dulce, astringente, de energía fría y vipaka dulce. Resulta untuoso y calma los tres doshas. Actúa como digestivo y diurético, contribuye a expulsar las lombrices intestinales y alivia las hemorroides.

1. En caso de indigestión, mastica ½ cucharadita de semillas de hinojo y comino tostadas después de cada comida.

2. En caso de diarrea aguda, combina ½ cucharadita de hinojo molido y ½ cucharadita de jengibre molido y mastica esta mezcla dos o tres veces al día.

3. En caso de cuadros agudos de resfriado, tos o congestión de las vías respiratorias, prueba a masticar ½ cucharadita de semillas de hinojo molidas mezcladas con 1 cucharadita de azúcar natural dos o tres veces al día.

4. En caso de edema, toma una infusión a base de 1 cucharadita de semillas de hinojo y 1 taza de agua hirviendo dos veces al día.

5. En caso de sensación de ardor al orinar, toma una infusión de hinojo con 1 cucharadita de azúcar natural.

La hoja de laurel es dulce, picante, de energía caliente y vipaka picante. Incrementa pitta y reduce vata y kapha. Favorece la sudoración, es digestiva y estimulante, activa el fuego gástrico y puede tener un efecto diurético.

1. En caso de indigestión, prueba a dejar ½ cucharadita de laurel molido en 1 taza de agua caliente durante diez minutos. Añade una pizca de cardamomo y toma la bebida después de comer.

2. En caso de dolor abdominal, puede ayudarte tomar ¼ de cucharadita de laurel molido, ¼ de cucharadita de ajowan y 1 cucharadita de miel, dos veces al día antes de la comida y la cena.

3. En caso de lombrices intestinales, la ingesta de ½ cucharadita de laurel molido, ½ cucharadita de vidanga y 1 cucharadita de miel antes de la comida y la cena durante 15 días debería eliminarlas.

4. En caso de riesgo de aborto, puedes hervir ¼ de cucharadita de laurel molido en ½ taza de leche, deja enfriar y tomar esta bebida dos veces al día para contribuir a proteger al feto.

5. Para ayudar a regular el azúcar en sangre en caso de diabetes, prueba a tomar ½ cucharadita de laurel molido,

½ cucharadita de cúrcuma y 1 cucharada de gel de aloe vera dos veces al día antes de la comida y la cena, hasta que los niveles de azúcar se hayan normalizado.

6. En caso de tos y asma, te ayudará tomar ½ cucharadita de laurel molido, ¼ de cucharadita de pimienta larga y 1 cucharadita de miel, 2 o 3 veces al día.

El jengibre fresco es picante, de energía caliente y vipaka dulce. Aunque equilibra el tridosha, pitta debería tomarlo con moderación. Por otro lado, el jengibre seco es picante, de energía caliente y vipaka picante. Si bien calma vata y kapha, podría estimular pitta más que el jengibre fresco. Esto se debe al diferente efecto posdigestivo de ambos.

Tanto el jengibre fresco como el seco activan el fuego digestivo y mejoran la digestión, absorción y asimilación de los alimentos. El jengibre puede mejorar la circulación, aliviar la congestión, contribuir a la disolución de coágulos y prevenir los infartos. Constituye un buen remedio doméstico para el resfriado común, la tos y la dificultad para respirar.

1. Masticar una rodaja fina de jengibre fresco con una pizca de sal diez minutos antes de comer constituye un buen aperitivo y estimula el agni.

2. Tomar una mezcla de 1 cucharadita de zumo de jengibre fresco y 1 cucharadita de zumo de lima después de comer ayuda a la digestión. Este remedio también contribuye a aliviar los gases, el estreñimiento y el dolor en la parte inferior del abdomen.

3. La combinación de 1 cucharadita de zumo de jengibre y una cucharadita de zumo de cebolla fresco resulta beneficiosa para aplacar las náuseas y el vómito.

4. Frotar el ombligo con un poco de zumo de jengibre fresco, ayuda a detener la diarrea y el dolor abdominal.

5. Tomar una mezcla de 1 cucharadita de jengibre fresco y 1 cucharadita de miel dos o tres veces al día resulta sumamente útil para la congestión sinusal.

6. En caso de síntomas de resfriado, tos, congestión y gripe resulta beneficioso tomar 1 taza de infusión preparada con 1 cucharadita de jengibre seco, 1 cucharadita de canela y 1 cucharadita de hinojo.

7. La combinación de 1 cucharadita de zumo de jengibre, 1 cucharadita de zumo de lima y 2 pizcas de sal de roca ayuda a aliviar la ronquera, el dolor de pecho, la respiración sibilante y la tos.

8. La aplicación de ½ cucharadita de una pasta a base de jengibre seco molido en la frente ayuda a calmar el dolor de cabeza sinusal. Los individuos pitta deberían usar con precaución esta receta, ya que podría generar un ligero ardor en la piel. Siempre debe lavarse la zona afectada después del tratamiento.

9. Para atenuar el desfase horario, tómate 1 cápsula de tamaño 00 de jengibre seco molido una hora antes del vuelo.

10. Media cucharadita de trikatu (una combinación de jengibre seco, pimienta negra y pimienta larga a partes iguales) con 1 cucharadita de miel resulta una mezcla sumamente beneficiosa para eliminar ama (toxinas) y el exceso de kapha en los pulmones, así como para regular el colesterol y la obesidad. Tómala dos o tres veces al día antes de las comidas.

11. En caso de artritis reumatoide, añade 15 ml (½ onza) de aceite de ricino a 1 taza de infusión de jengibre y tómate la bebida antes de acostarte.

12. Calienta 1 cucharada de jengibre en polvo con 2 cucharadas de ghee en una olla de hierro hasta obtener una

pasta. Toma ½ cucharadita cada vez, tres veces al día, para aliviar la diarrea, el dolor esplénico y la osteoartritis.

La nuez moscada es dulce, astringente, picante, de energía caliente y vipaka picante. Se trata de una especia de aroma agradable. Incrementa pitta y reduce vata y kapha. Realza el sabor de los alimentos, favorece la digestión, contribuye a aliviar la tos, induce el sueño y reduce el dolor.

1. En caso de dolor de cabeza, aplica una pasta formada por una pizca de nuez moscada y agua en la zona afectada.

2. En caso de insomnio, puede resultar útil aplicar alrededor de los ojos y la frente una pasta fina de nuez moscada y ghee a partes iguales antes de acostarte. También puedes tomar una taza de leche caliente con una pizca de nuez moscada antes de acostarte. Dado que esta bebida podría producirte un poco de estreñimiento, bebe una infusión compuesta por ½ cucharadita de triphala y 1 taza de agua caliente a la mañana siguiente.

3. En caso de diarrea, prueba a combinar ⅓ de cucharadita de nuez moscada y 1 cucharadita de ghee tibio. Toma la mezcla despacio con una cuchara dos o tres veces al día.

4. En caso de náuseas y mareo matinal durante el embarazo, toma una pizca de nuez moscada y una pizca de cardamomo mezclados en ½ taza de leche tibia.

5. En caso de dolor artrítico, prueba a frotar la articulación afectada con aceite de nuez moscada.

La pimienta negra es picante, de energía caliente y vipaka picante. Reduce vata y kapha, pero incrementa pitta. Resulta útil para la digestión, la tos y las lombrices intestinales; también mejora la salud de los pulmones y el corazón.

1. En caso de ronquera, prueba a combinar ¼ de cucharadita de pimienta negra molida y 1 cucharadita de ghee. Toma la mezcla despacio después de la comida y la cena.

2. En caso de tos, prueba a tomar ¼ de cucharadita de pimienta negra molida y 1 cucharadita de miel después de comer.

3. En caso de fiebre crónica, prepara una infusión con 1 cucharadita de albahaca sagrada (tulsi) y 1 taza de agua caliente. Añade ¼ de cucharadita de pimienta negra molida y 1 cucharadita de miel. Toma esta bebida dos o tres veces al día.

4. La diarrea puede mitigarse con 1 taza de lassi y 2 pizcas de pimienta negra molida; mezcla bien y toma este lassi dos veces al día.

5. En caso de dolor en la parte inferior del abdomen, prueba a tomar una mezcla compuesta por una pizca de pimienta negra, una pizca de asafétida y 1 cucharadita de ghee.

6. En caso de sarpullido alérgico, combina 1 cucharadita de ghee y una pizca de pimienta negra. Toma la mezcla oralmente y aplícala igualmente a la zona afectada.

La sal constituye un condimento de energía caliente que incrementa pitta y kapha y reduce vata. La sal marina tiene un vipaka picante, favorece la digestión y realza el sabor de los alimentos; además, posee propiedades laxantes y antisépticas, y puede utilizarse para inducir el vómito. Por su parte, la sal de roca es una sal mineral sumamente digestiva de sabor especial y vipaka dulce que no resulta tan agravante para pitta y kapha ni contribuye a la retención de líquidos.

1. En caso de dolor de cabeza sinusal, mezcla ½ cucharadita de sal en ½ taza de agua tibia. Aplica 5 gotas en cada orificio nasal. Esto ayudará a drenar los senos nasales.

2. En caso de sensación de náusea o dolor de cabeza y resfriado, bebe ½ litro (1 pinta) de agua con sal —2 cucharaditas de sal en ½ litro (1 pinta) de agua— a primera hora de la mañana y después frota la lengua para inducir el vómito.

3. Tomar una taza de agua con 1 cucharadita de sal podría favorecer el movimiento intestinal y aliviar el estreñimiento.

4. En caso de mareo a causa de un sudor excesivo, tómate un vaso de agua con una pizquita de sal y ½ cucharadita de zumo de lima.

5. La sal puede reducir el edema y la hinchazón derivados de una torcedura de tobillo. Deja el pie en remojo en agua caliente con 2 cucharadas de sal por cada 3,5 litros (1 galón) de agua durante 15 minutos.

6. En caso de hinchazón derivada de una lesión, podría ayudar aplicar en la zona afectada una mezcla compuesta por una parte de sal y dos de cúrcuma con suficiente agua para formar una pasta.

7. En caso de irritación de garganta y laringitis, haz gargarismos con 1 taza de agua caliente, ½ cucharadita de sal y 1 cucharadita de cúrcuma por la noche.

La semilla de mostaza negra o marrón es picante, de energía caliente y vipaka picante. Calma vata y kapha, pero irrita pitta si se consume en exceso. Su principal acción curativa consiste en contribuir a la sanación del sistema bronquial. También resulta sumamente beneficiosa en caso de torceduras y dolores, así como en la expulsión de lombrices intestinales. Actúa asimismo como digestivo.

El aceite de mostaza es intensamente aromático y calorífico, de modo que lo mejor es usarlo en climas fríos. Eclipsa los demás sabores al cocinarlo. Los granos de mostaza amarilla poseen propiedades similares, pero más suaves.

1. En caso de asma bronquial, prueba a tomar 1 cucharadita de aceite de mostaza marrón mezclado con 1 cucharadita de azúcar natural dos o tres veces al día con el estómago vacío. También podrías tomar una infusión compuesta por ¼ de cucharadita de granos de mostaza molidos y ¼ de cucharadita de pimienta larga o negra molidas mezclados con 1-2 cucharaditas de miel dos o tres veces al día. Frotar el pecho con aceite de mostaza también puede aliviarte.

2. En caso de tos persistente, combina ½ cucharadita de granos de mostaza molidos y ½ cucharadita de jengibre en polvo con 1 cucharadita de miel y tómate la mezcla despacio dos o tres veces al día.

3. En caso de picor, aplica aceite de mostaza en la zona afectada una hora antes de ducharte. No es apto para tejidos sumamente sensibles como los genitales o los pezones.

4. En caso de torcedura de tobillo, dolor muscular o artrítico, o edema en las piernas, date un baño de pies o manos en una olla grande rellena de agua caliente con una bolsita de infusión de granos de mostaza —2 cucharaditas de semillas envueltas en tela o gasa de algodón—. Frotar las articulaciones artríticas con aceite de mostaza ayuda a disolver los cristales causantes del dolor.

5. Una cataplasma de pulpa de granos de mostaza esparcidos sobre una tela de algodón grueso constituye un buen remedio para el dolor muscular. Las semillas no deben entrar en contacto directo con la piel.

6. La cataplasma mencionada arriba también ayuda a reducir el dolor y tamaño del bazo dilatado.

7. En caso de lombrices intestinales, prepara una combinación de 1 cucharadita de granos de mostaza molidos,

½ cucharadita de cayena y una pizquita de asafétida. Coloca la mezcla en cápsulas de tamaño 00 y toma 1 después de cada comida durante 15 días. Para apaciguar pitta, toma 1 cucharada de zumo de aloe vera con cada cápsula durante 15 días. También puedes usar esta misma fórmula para tus mascotas.

El tulsi *(albahaca india o albahaca sagrada)* es dulce, picante, astringente, de energía caliente y vipaka picante. Incrementa pitta y reduce vata y kapha. Posee un aroma agradable y refrescante, de modo que tener una planta en casa contribuye a purificar el aire. Resulta beneficioso para la fiebre, la tos y la dificultad para respirar.

Nota: la variedad de albahaca que suele cultivarse en occidente tiene propiedades similares, pero menos intensas.

1. En caso de gripe, prepara una tisana con una cucharadita de albahaca y 1 taza de agua. Hierve durante 1 minuto y bébetela.

2. En caso de fiebre crónica, prepara una infusión de albahaca con una pizca de pimienta. Toma esta bebida dos o tres veces al día.

3. En caso de resfriado común, tos y congestión sinusal, prepara una infusión con ¼ de cucharadita de albahaca, ¼ de cucharadita de jengibre seco y ½ cucharadita de canela en 1 taza de agua caliente. Toma esta bebida dos o tres veces al día.

4. En caso de colitis ulcerosa, deja en remojo 1 cucharadita de semillas de albahaca en una taza de agua durante la noche. Escurre y combina las semillas con ½ taza de yogur. Tómate la mezcla por la mañana.

5. En caso de náuseas y vómito, combina 1 cucharadita de zumo de albahaca fresco con 1 cucharadita de miel y tómate la mezcla dos veces al día.

APÉNDICE

Descubrir tu constitución

Con objeto de establecer tu constitución es aconsejable que rellenes dos veces la tabla expuesta a continuación. Primero, enfócate en las características que te han acompañado durante gran parte de tu vida, tu prakruti, y después complétala de nuevo teniendo en cuenta cómo te sientes desde hace uno o dos meses, tu vikruti.

En ocasiones resulta de ayuda que un amigo te formule las preguntas y rellene las casillas por ti, ya que de este modo cuentas con alguien imparcial con un punto de vista fiable.

Cuando hayas acabado, cuenta la puntuación obtenida en vata, pitta y kapha, a fin de descubrir la configuración de doshas de tu prakruti y tu vikruti.

En la mayoría de la gente habrá un dosha predominante, unos pocos tendrán dos doshas que dominen casi por igual y muy poca gente presentará una misma proporción de los tres doshas. Si tu vikruti muestra más pitta que tu prakruti, te convendrá seguir una dieta que apacigüe pitta para tratar de reducirlo. Si tu prakruti y vikruti están parecidos, habrás de escoger una alimentación adecuada a tu dosha más fuerte. Si padecieras un trastorno kapha como congestión sinusal en estos momentos, será recomendable consumir una dieta que apacigüe kapha hasta que los síntomas desaparezcan.

PAUTAS PARA DETERMINAR TU CONSTITUCIÓN

OBSERVACIONES	V	P	K	VATA	PITTA	KAPHA
Estructura corporal	☐	☐	☐	Esbelta	Media	Grande
Peso corporal	☐	☐	☐	Bajo	Medio	Sobrepeso
Piel	☐	☐	☐	Fina, seca, fría, áspera, oscura	Tersa, grasa, cálida, sonrosada	Gruesa, grasa, fría, blanca, pálida
Pelo	☐	☐	☐	Seco, castaño, negro, con nudos, quebradizo, fino	Lacio, graso, rubio, gris, pelirrojo; calvicie	Grueso, rizado, graso, ondulado, exuberante, de todos los colores
Dientes	☐	☐	☐	Protuberantes, grandes; encías finas	Tamaño medio; encías suaves y delicadas	Sanos, blancos, encías fuertes
Nariz	☐	☐	☐	Forma irregular, septum desviado	Larga y puntiaguda, punta rojiza	Pequeña y redondeada, chata
Ojos	☐	☐	☐	Pequeños, hundidos, secos, activos, negros, marrones, nerviosos	Agudos, brillantes, grises, verdes, amarillo/rojizos, sensibles a la luz	Grandes, hermosos, azules, tranquilos, amorosos
Uñas	☐	☐	☐	Secas, ásperas, quebradizas, se rompen con facilidad	Afiladas, flexibles, rosadas, brillantes	Gruesas, grasas, suaves, pulidas
Labios	☐	☐	☐	Secos, agrietados, con matices negros/marrones	Rojos, encendidos, amarillentos	Suaves, grasos, pálidos, blancuzcos
Barbilla	☐	☐	☐	Delgada, angulosa	Estrecha	Redondeada, papada
Mejillas	☐	☐	☐	Con arrugas, hundidas	Tersas y planas	Redondeadas, rellenas
Cuello	☐	☐	☐	Delgado, esbelto	Medio	Grande y corto
Pecho	☐	☐	☐	Plano, hundido	Moderado	Amplio, redondeado
Abdomen	☐	☐	☐	Delgado, plano, hundido	Moderado	Extenso; barrigudo
Ombligo	☐	☐	☐	Pequeño, irregular, herniado	Ovalado, superficial	Grande, profundo, redondeado, extendido

Caderas	☐	Estrechas	☐	Moderadas	☐	Sólidas, anchas
Articulaciones	☐	Frías; emiten crujidos	☐	Moderadas	☐	Grandes, lubricadas
Apetito	☐	Irregular, escaso	☐	Fuerte, apremiante	☐	Lento y regular
Digestión	☐	Irregular; formación de gases	☐	Rápida; acidez	☐	Prolongada; formación de mucosidad
Sabor, preferencia saludable	☐	Dulce, ácido, salado	☐	Dulce, amargo, astringente	☐	Amargo, picante, astringente
Sed	☐	Variable	☐	Excesiva	☐	Escasa
Eliminación	☐	Estreñimiento	☐	Heces sueltas	☐	Heces gruesas y oleosas; perezosa
Actividad física	☐	Hiperactividad	☐	Moderada	☐	Sedentarismo
Actividad mental	☐	Siempre activa	☐	Moderada	☐	Torpe, lenta
Emociones	☐	Ansiedad, temor, inseguridad, flexibilidad	☐	Ira, odio, celos, determinación	☐	Serenidad, codicia, apego
Fe	☐	Variable	☐	Intensa, extremista	☐	Coherente, profunda, apacible
Intelecto	☐	Rápido pero con respuestas imperfectas	☐	Respuesta precisa	☐	Lento, exacto
Memoria	☐	Buena a corto plazo, pobre a largo plazo	☐	Nítida	☐	Lenta y duradera
Sueños	☐	Rápidos, activos, abundantes, temerosos	☐	Acalorados, presencia de guerra y violencia	☐	Presencia de lagos, nieves; romanticismo
Sueño	☐	Escaso, fragmentado; insomnio	☐	Poco pero profundo	☐	Profundo y prolongado
Expresión	☐	Rápida, poco clara	☐	Aguda, penetrante	☐	Lenta, monótona
Economía	☐	Mala; se gasta el dinero en nimiedades	☐	Se gasta el dinero en artículos de lujo	☐	Riqueza; buen ahorrador
TOTAL						

PAUTAS DE ALIMENTACIÓN PARA LOS TRES TIPOS BÁSICOS

NOTA: estas pautas son generales y podrían requerirse adaptaciones específicas para necesidades individuales tales como alergias alimentarias, potencia del agni, estación del año y grado de predominancia o agravamiento de los doshas. *OK un consumo esporádico. **OK con moderación.

	VATA		PITTA		KAPHA	
	EVITAR	FAVORECER	EVITAR	FAVORECER	EVITAR	FAVORECER
FRUTAS	En general, casi todas las frutas secas	En general, casi todas las frutas dulces	En general, casi todas las frutas ácidas	En general, casi todas las frutas dulces	En general, casi todas las frutas dulces y ácidas	En general, casi todas las frutas astringentes
	Arándanos	Aguacates	Albaricoques (ácidos)	Aguacates	Aguacates	Albaricoques
	Caquis	Albaricoques	Arándanos	Albaricoques (dulces)	Ciruelas	Arándanos
	Ciruelas (secas)	Bayas	Bayas (ácidas)	Bayas (dulces)	Coco	Bayas
	Dátiles (secos)	Cerezas	Caquis	Cerezas (dulces)	Dátiles	Caquis
	Granadas	Coco	Cerezas (ácidas)	Ciruelas (dulces)	Higos (frescos)	Cerezas
	Higos (secos)	Compota de manzana	Ciruelas (ácidas)	Ciruelas pasas	Kiwis	Ciruelas pasas
	Manzanas (crudas)	Dátiles (frescos)	Kiwis**	Coco	Mangos**	Compota de manzana
	Peras	Higos (frescos)	Limones	Compota de manzana	Melones	Fresas*
	Sandía	Kiwis	Mangos (verdes)	Dátiles	Naranjas	Granadas
	Uvas (secas)	Limones	Manzanas (ácidas)	Fresas*	Papaya	Higos (secos)*
		Manzanas (cocinadas)	Melocotones	Granadas	Piña	Limas*
		Plátanos	Naranjas (amargas)	Higos	Plátanos	Limones*
		Pomelos	Piña (ácida)	Limas*	Pomelos	Manzanas
		Uvas	Plátanos	Mangos (maduros)	Ruibarbo	Melocotones*
		Limas	Pomelo	Manzanas (cocinadas)	Sandía	Peras
		Mangos	Ruibarbo	Melones	Tamarindo	Uvas pasas
		Melones	Tamarindo	Naranjas (dulces)*		Uvas*
		Naranjas	Uvas (verdes)	Papaya*		
		Papayas		Peras		
		Melocotones		Piña (dulce)*		
		Piña		Sandía		
		Ciruelas		Uvas (rojas y moradas)		
		Ciruelas pasas (remojadas)		Uvas pasas		
		Uvas pasas (remojadas)				
		Ruibarbo				
		Fresas				
		Tamarindo				

VERDURAS	En general, verduras congeladas, crudas o secas	En general, las verduras deberían cocinarse	En general, las verduras picantes	En general, las verduras dulces y amargas	En general, las verduras dulces y jugosas	En general, casi todas las verduras picantes y amargas
	Aceitunas verdes	Aceitunas negras	Aceitunas verdes	Aceitunas negras	Aceitunas verdes o negras	Ajo
	Alcachofas	Ajo	Ajo	Alcachofas	Boniatos	Alcachofa
	Apio	Berros	Berenjena**	Apio	Calabacines	Apio
	Berenjena	Boniatos	Cebolla (cruda)	Berros*	Calabaza	Berros
	Brécol	Calabacines	Colinabo**	Brécol	Calabaza de verano	Brécol
	Calabaza de invierno	Calabaza	Daikon	Calabacines	Chirivías**	Calabaza de invierno
	Cebolla (cruda)	Calabaza de verano	Espinacas (cocinadas)**	Calabaza	Pepino	Calabaza espagueti*
	Col crespa	Calabaza espagueti*	Espinacas (crudas)	Calabaza de invierno y de verano	Taro	Cebollas
	Coles de Bruselas	Cebolla (cocinada)*	Guindilla verde	Calabaza espagueti	Tomates (crudos)	Cilantro
	Coliflor (cruda)	Chirivía	Higo chumbo	Cebollas (cocinadas)		Col crespa
	Colinabo	Cilantro	Hojas de mostaza	Cilantro		Coles de Bruselas
	Diente de león	Coliflor*	Hojas de nabo	Col crespa		Coliflor
	Guisantes (crudos)	Daikon*	Hojas de remolacha	Coles de Bruselas		Colinabo
	Hierba de trigo	Espárragos	Maíz (fresco)**	Chirivía		Daikon
	Higo chumbo (fruto y hojas)	Espinacas (cocinadas)*	Nabo	Coliflor		Diente de león
	Hojas de remolacha**	Espinacas (crudas)*	Pimiento (picante)	Diente de león		Espárragos
	Maíz (fresco)**	Germinados*	Puerros (crudos)	Espárragos		Espinacas
	Melón amargo	Guindilla verde	Rábano (crudo)	Germinados (no picantes)		Germinados
	Nabos	Guisantes (cocinados)	Raíz de bardana	Guisantes		Guindilla verde
	Patatas blancas	Hinojo	Remolacha (cruda)	Hierba de trigo		Guisantes
	Pimientos, dulces y picantes	Hojas de mostaza*	Tomates	Higo chumbo (hojas)		Hierba de trigo
	Rábano (crudo)	Hojas de nabo*		Hinojo		Higo chumbo (fruto y hojas)
	Rábano picante**	Hojas verdes*		Hojas verdes		Hinojo
	Raíz de bardana	Judías verdes		Judías verdes		Hojas de mostaza
	Repollo (crudo)	Lechuga*		Lechuga		Hojas de nabo
	Setas	Pepino		Melón amargo		Hojas de remolacha
	Tomates (cocinados)**	Perejil*		Patatas blancas y boniatos		Hojas verdes
	Tomates (crudos)	Puerros		Pepino		Judías verdes

	VATA EVITAR	VATA FAVORECER	PITTA EVITAR	PITTA FAVORECER	KAPHA EVITAR	KAPHA FAVORECER
VERDURAS		Quimbombó Rábano(cocinado)* Remolacha Repollo (cocinado)* Rutabaga Taro Tupinambo* Zanahorias		Perejil Pimientos, dulces Puerros (cocinados) Quimbombó Rábano (cocinado) Remolacha (cocinada) Repollo Rutabaga Setas Taro Tupinambo Zanahorias (cocinadas) Zanahorias crudas*		Lechuga Maíz Melón amargo Nabos Patatas blancas Perejil Pimientos dulces y picantes Puerros Quimbombó Rábano Rábano picante Raíz de bardana Remolacha Repollo Rutabaga Setas Tomates (cocinados) Tupinambo Zanahorias
CEREALES	Cebada Centeno Cereales de desayuno (fríos, secos o inflados) Copos de avena (secos) Crackers Cuscús Espelta Granola Maíz Mijo Muesli Pan (con levadura)	Amaranto* Arroz (todas la clases) Avena (cocinada) Harina de trigo duro Pan de trigo germinado (esenio) Quinoa Seitán (carne de trigo) Tortitas Trigo	Arroz (integral)** Avena (seca) Centeno Maíz Mijo Muesli** Pan (con levadura) Polenta** Trigo sarraceno	Amaranto Arroz (basmati, blanco, salvaje) Avena (cocinada) Cebada Cereales de desayuno secos Crackers Cuscús Espelta Granola Harina de trigo duro Pan de trigo germinado (esenio)	Arroz (integral, blanco) Avena (cocinada) Pan (con levadura) Pasta** Tortas de arroz** Tortitas Trigo	Amaranto* Arroz (basmati, salvaje)* Avena (seca) Cebada Centeno Cereales de desayuno (fríos, secos o inflados) Crackers Cuscús Espelta* Granola Harina de trigo duro*

CEREALES	Pasta** Polenta** Sagú Salvado de avena Salvado de trigo Tapioca Tortas de arroz** Trigo sarraceno			Pasta Quinoa Salvado de avena Salvado de trigo Seitán (carne de trigo) Tapioca Tortas de arroz Tortitas Trigo	Maíz Mijo Muesli Pan de trigo germinado (esenio) Quinoa* Salvado de avena Salvado de trigo Seitán (carne de trigo) Tapioca Trigo sarraceno
LEGUMBRES	Alubia blanca Alubia carilla Alubia navy Alubia negra Alubia pinta Alubia roja Garbanzo Guisante (seco) Guisante partido Haba de soja Harina de soja Judía azuki Judía de lima Lenteja (marrón) Miso** Soja en polvo Tempeh Judía mungo Leche de soja* Lenteja (roja)* Mung dal Queso de soja* Salchicha de soja* Salsa de soja* Tofu* Tur dal Urad dal	Miso Salchichas de soja Salsa de soja Tur dal Urad dal	Alubia roja Haba de soja Harina de soja Miso Queso de soja Salsa de soja Soja en polvo Tofu (frío) Urad dal	Alubia blanca Alubia navy Alubia pinta Alubia roja Garbanzo Guisante (seco) Guisante partido Haba de soja Harina de soja* Judía azuki Judía de Lima Judía mungo Judía negra Leche de soja Lenteja marrón y roja Mung dal Soja en polvo* Tempeh Tofu Tur dal	Alubia blanca Alubia carilla Alubia navy Alubia negra Alubia pinta Garbanzo Guisante (seco) Guisante partido Judía azuki Judía de Lima Judía mungo* Leche de soja Lenteja roja y marrón Mung dal* Salchicha de soja Tempeh Tofu (caliente)* Tur dal

	VATA EVITAR	VATA FAVORECER	PITTA EVITAR	PITTA FAVORECER	KAPHA EVITAR	KAPHA FAVORECER
LÁCTEOS	Leche de cabra (en polvo) Leche de vaca (en polvo) Yogur (natural, helado o con fruta)	¡Casi todos los lácteos son aceptables! *Buttermilk* Crema agria* Ghee Helado* Leche de cabra Leche de vaca Mantequilla (salada) Mantequilla (sin sal) Queso (duro)* Queso (blando) Queso cottage Queso de cabra Yogur (diluido y especiado)*	*Buttermilk* Crema agria Mantequilla (salada) Queso (duro) Yogur (natural, helado o con fruta)	Ghee Helado Leche de cabra Leche de vaca Mantequilla (sin sal) Queso (blando, sin curar, sin sal) Queso cottage Queso de cabra (blando, sin sal) Yogur (recién hecho y diluido)*	Crema agria Helado Leche de vaca Mantequilla (salada) Mantequilla (sin sal)** Queso (blando y duro) Yogur (natural, helado o con fruta)	*Buttermilk** Ghee* Leche de cabra descremada Queso cottage (a base de leche de cabra descremada) Queso de cabra (sin sal y sin curar)* Yogur (diluido)
HUEVOS, CARNE Y PESCADO	Carne de pavo (blanca) Cerdo Conejo Cordero Venado	Atún Búfalo Carne de pavo (oscura) Carne de pollo (blanca)* Carne de pollo (oscura) Gambas Huevos Marisco Pato Pescado (agua dulce o salada) Salmón Sardinas Vaca	Atún Carne de pavo (oscura) Carne de pollo (oscura) Cerdo Cordero Huevos (yema) Marisco Pato Pescado (agua salada) Salmón Sardinas Vaca	Búfalo Carne de pavo (blanca) Carne de pollo (blanca) Conejo Gambas* Huevos (clara) Pescado (de agua dulce) Venado	Atún Búfalo Carne de pavo (oscura) Carne de pollo (oscura) Cerdo Cordero Marisco Pato Pescado (de agua salada) Salmón Sardinas Vaca	Carne de pavo (blanca) Carne de pollo (blanca) Conejo Gambas Huevos Pescado (de agua dulce) Venado

	1	2	3	4	5
CONDIMENTOS	Chocolate Rábano picante	Alga dulse Alga hijiki Alga kelp Alga kombu Algas Cebolletas Chutney de mango (dulce o picante) Encurtido de lima Encurtido de mango Encurtidos Germinados* Gomasio Guindillas* Hojas de cilantro* Ketchup Lima Limón Mayonesa Mostaza Pimienta negra* Sal Salsa de soja Tamari Vinagre	Alga kelp Cebolletas Chocolate Chutney de mango (picante) Encurtido de lima Encurtido de mango Encurtidos Gomasio Guindillas Ketchup Limón Mayonesa Mostaza Rábano picante Sal (en exceso) Salsa de soja Vinagre	Alga dulse* Alga hijiki* Alga kombu* Algas* Chutney de mango (dulce) Germinados Hojas de cilantro Lima* Pimienta negra* Sal* Tamari*	Alga kelp Chocolate Chutney de mango (dulce) Encurtido de lima Encurtido de mango Encurtidos Gomasio Ketchup** Lima Mayonesa Sal Salsa de soja Tamari Vinagre
					Alga dulse* Alga hijiki* Algas* Cebolletas Chutney de mango (picante) Germinados Guindilla Hojas de cilantro Limón* Mostaza (sin vinagre) Pimienta negra Rábano picante
FRUTOS SECOS	Ninguno	Con moderación: Almendras Anacardos Avellanas Cacahuetes Charoli Coco Nueces Nueces de Brasil Nueces de macadamia Nueces negras Pacanas Piñones Pistachos	Almendras (con piel) Anacardos Avellanas Cacahuetes Nueces Nueces de Brasil Nueces de macadamia Nueces negras Pacanas Piñones Pistachos	Almendras (remojadas y peladas) Charoli Coco	Almendras (remojadas y peladas)** Anacardos Avellanas Cacahuetes Coco Nueces Nueces de Brasil Nueces de macadamia Nueces negras Pacanas Piñones Pistachos
					Charoli

	VATA		PITTA		KAPHA	
	EVITAR	FAVORECER	EVITAR	FAVORECER	EVITAR	FAVORECER
SEMILLAS	Palomitas de maíz Psyllium**	Calabaza Chía Girasol Halva Lino Sésamo Tahini	Chía Sésamo Tahini	Calabaza* Girasol Halva Lino Palomitas de maíz (sin sal, con mantequilla) Psyllium	Halva Psyllium** Sésamo Tahini	Calabaza* Chía Girasol* Lino* Palomitas de maíz (sin sal ni mantequilla)
ACEITES	Lino	*Para uso interno y externo (los más adecuados al principio de la lista)* Sésamo Ghee Oliva Casi todos los demás aceites *Solo uso externo:* Coco Aguacate	Albaricoque Almendra Cártamo Maíz Sésamo	*Para uso interno y externo (los más adecuados al principio de la lista)* Girasol Ghee Canola Oliva Soja Lino Primula Nuez *Solo uso externo:* Aguacate Coco	Aguacate Albaricoque Cártamo Coco Lino** Nuez Oliva Primula Sésamo (interno) Soja	*Para uso interno y externo (los más adecuados al principio de la lista)* Maíz Canola Sésamo (uso externo) Girasol Ghee Almendra
BEBIDAS	Alcohol (de alta graduación; vino tinto) Bebidas con cafeína Bebidas con gas Bebidas heladas Bebidas lácteas frías Café	Alcohol (cerveza, vino blanco)* Bebida de algarroba* Café de cereales Caldo de miso Caldo vegetal Chai (leche caliente especiada)	Alcohol (de alta graduación; tinto y dulce) Bebidas con cafeína Bebidas con gas Bebidas heladas Café Leche chocolateada	Alcohol (cerveza, vino blanco seco)* Bebida de algarroba Bebidas lácteas frescas Café de cereales Caldo de miso* Caldo vegetal	Alcohol (de alta graduación, cerveza, vino dulce) Bebidas con cafeína** Bebidas con gas Bebidas heladas Bebidas lácteas frías Café	Alcohol (vino seco, tinto o blanco)* Bebida de algarroba Café de cereales Chai (leche caliente, especiada)* Leche de soja (caliente y bien especiada)

BEBIDAS	Leche chocolateada, Leche de soja (fría), Té helado, Té negro, Zumo de arándanos, Zumo de ciruelas pasas**, Zumo de granada, Zumo de manzana, Zumo de melocotón, Zumo de tomate**, Zumo de verduras industrial	Leche de almendras, Leche de arroz, Leche de soja (caliente y bien especiada)*, Limonada, Néctar de melocotón, Sidra de manzana, Zumo de albaricoque, Zumo de aloe vera, Zumo de bayas (excepto de arándanos), Zumo de cerezas, Zumo de mango, Zumo de naranja, Zumo de papaya, Zumo de piña, Zumo de pomelo, Zumo de uva, Zumo de zanahoria, Zumos ácidos	Limonada, Sidra de manzana, Té helado, Zumo de arándanos, Zumo de bayas (ácido), Zumo de cerezas (ácido), Zumo de papaya, Zumo de piña, Zumo de pomelo, Zumo de tomate, Zumo de verduras industrial, Zumo de zanahorias, Zumos ácidos	Chai (leche caliente especiada)*, Leche de almendras, Leche de arroz, Leche de soja, Néctar de melocotón, Té negro*, Zumo de albaricoque, Zumo de aloe vera, Zumo de bayas (dulce), Zumo de cerezas (dulce), Zumo de ciruelas pasas, Zumo de granada, Zumo de mango, Zumo de manzana, Zumo de naranja*, Zumo de pera, Zumo de uvas, Zumo de verduras	Caldo de miso, Leche chocolateada, Leche de almendras, Leche de arroz, Leche de soja (fría), Limonada, Té helado, Zumo de cerezas (ácido), Zumo de naranja, Zumo de papaya, Zumo de pomelo, Zumo de tomate, Zumo de verduras industrial, Zumos ácidos	Néctar de melocotón, Sidra de manzana, Té negro (especiado), Zumo de albaricoque, Zumo de aloe vera, Zumo de arándanos, Zumo de bayas, Zumo de cerezas (dulce), Zumo de ciruelas pasas, Zumo de granada, Zumo de mango, Zumo de manzana*, Zumo de pera*, Zumo de piña*, Zumo de uva, Zumo de zanahorias
INFUSIONES Y TISANAS	Albahaca**, Alfalfa**, Bardana, Borraja, Canela**, Cebada**, Diente de león, Estigma de maíz, Ginseng, Hibisco, Jazmín**, Lúpulo**, Melisa**, Milenrama, Moras, Ortiga**, Pasiflora**, Té mormón, Trébol rojo**, Violeta**, Yerba mate**	Achicoria*, Ajowan, Alholva, Azafrán, Bancha, Bayas de enebro, Clavo, Consuelda, Corteza de naranja, Crisantemo*, Escaramujo, Espino, Eucalipto, Flor de saúco, Frambuesa*, Fresa*, Gaultería*, Hierba limón, Hierbabuena, Hinojo, Jengibre (fresco)	Ajowan, Albahaca**, Alholva, Bayas de enebro, Clavo, Escaramujo**, Espino, Eucalipto, Ginseng, Jengibre (seco), Menta poleo, Salvia, Sasafrás, Té mormón, Yerba mate	Achicoria, Alfalfa, Bancha, Bardana, Borraja, Cebada, Consuelda, Diente de león, Hibisco, Hinojo, Jengibre (fresco), Manzanilla, Mora, Nébeda	Escaramujo**, Malvavisco, Regaliz**	Achicoria, Alfalfa, Alholva, Ancha, Bardana, Bayas de enebro, Canela, Cebada, Clavo, Consuelda*, Diente de león, Frambuesa, Fresa, Gaultería, Ginseng*, Hibisco, Hierba buena, Hierba limón, Hinojo*, Jazmín, Jengibre

	VATA		PITTA		KAPHA	
	EVITAR	FAVORECER	EVITAR	FAVORECER	EVITAR	FAVORECER
INFUSIONES Y TISANAS		Kukicha* Lavanda Malvavisco Manzanilla Menta piperita Menta poleo Nébeda* Paja de avena Regaliz Salvia Sasafrás Zarzaparrilla				Kukicha Lavanda Manzanilla Melisa Menta piperita Milenrama Mora Ortiga Pasiflora Sasafrás Té mormón Trébol rojo Yerba mate Zarzaparrilla*
ESPECIAS		*Todas las especias resultan favorables* Ajedrea Ajo Ajowan Albahaca Alcaravea Alholva* Anís Anís estrellado Asafétida Azafrán Canela Cardamomo Cilantro Clavos Comino Corteza de naranja Cúrcuma Eneldo Estragón Extracto de almendra Gaulteria Granos de mostaza Hierba buena	Ajedrea Ajo Ajowan Albahaca Alholva Anís Anís estrellado Asafétida Clavos Extracto de Almendra Granos de mostaza Hoja de laurel Jengibre (seco) Macis Mejorana Nuez moscada Orégano Pimentón Pimienta de Cayena Pimienta de Jamaica Pimienta larga Romero Sal Salvia Semillas de amapola Tomillo	Albahaca (fresca) Alcaravea* Azafrán Canela Cardamomo* Cilantro Comino Corteza de naranja* Cúrcuma Eneldo Estragón* Gaulteria Hierba buena Hinojo Hojas de neem* Jengibre (fresco) Menta Menta piperita Perejil* Pimienta negra* Vainilla*	Sal	*Todas las especias resultan favorables* Ajedrea Ajo Ajowan Albahaca Alcaravea Alholva Anís Anís estrellado Asafétida Azafrán Canela Cardamomo Cilantro Clavos Comino Corteza de naranja Cúrcuma Eneldo Estragón Extracto de almendra Gaulteria Granos de mostaza Hierba buena

ESPECIAS	Hinojo, Hoja de laurel, Jengibre, Mejorana, Menta, Menta piperita, Nuez moscada, Orégano, Perejil, Pimentón, Pimienta de Cayena*, Pimienta de Jamaica, Pimienta larga, Pimienta negra, Romero, Sal, Semillas de amapola, Tomillo, Vainilla					Hinojo*, Hoja de laurel, Hojas de neem, Jengibre, Mejorana, Menta, Menta piperita, Nuez moscada, Orégano, Perejil, Pimentón, Pimienta de Cayena, Pimienta de Jamaica, Pimienta larga, Pimienta negra, Romero, Sal, Semillas de amapola, Tomillo, Vainilla*
EDULCORANTES	Azúcar blanco, Sirope de arce**	Azúcar Sucanat, Azúcar turbinado, Concentrados de zumo de fruta, Fructosa, Melaza, Miel, Panela, Sirope de arroz, Sirope de cebada	Azúcar blanco**, Melaza, Miel**, Panela	Azúcar Sucanat, Azúcar turbinado, Concentrados de zumo de fruta, Fructosa, Sirope de arce, Sirope de arroz, Sirope de cebada	Concentrados de zumo de fruta, Miel (cruda y sin procesar)	Azúcar blanco, Azúcar Sucanat, Azúcar turbinado, Fructosa, Melaza, Panela, Sirope de arce, Sirope de arroz, Sirope de cebada
SUPLEMENTOS ALIMENTICIOS	Levadura de cerveza, Verde de cebada, Vitamina K	Aminoácidos; *Minerales:* calcio, cobre, hierro, magnesio, zinc; Polen de abeja; Zumo de aloe vera*; Jalea real; Espirulina; Algas verde-azuladas; *Vitaminas:* A, B_1, B_2, B_6, B_{12}, C, D, E, P y ácido fólico	Aminoácidos; Jalea real**; Polen de abeja**; *Minerales:* cobre, hierro; *Vitaminas:* B_2, B_6, C, E, P y ácido fólico	Algas verde-azuladas; Espirulina; Levadura de cerveza; *Minerales:* calcio, magnesio, zinc; Verde de cebada; *Vitaminas:* A, B_1, B_{12}, D y K; Zumo de aloe vera	*Minerales:* potasio; *Vitaminas:* A, B_1, B_2, B_{12}, C, D y E	Algas verde-azuladas; Aminoácidos; Espirulina; Jalea real; Levadura de cerveza; *Minerales:* calcio, cobre, hierro, magnesio, zinc; Polen de abeja; Verde de cebada; *Vitaminas:* B_6, C (≤ 500 mg), P y ácido fólico; Zumo de aloe vera

CÓMO USAR LAS PAUTAS DE ALIMENTACIÓN

Al igual que con todo lo demás en el Ayurveda, lo mejor es seguir las siguientes pautas de alimentación con moderación. Básicamente, estas categorías muestran las propiedades de cada alimento con el propósito de equilibrar los doshas. Puedes simplemente consumir los alimentos de la columna «favorecer» y prescindir de los de la columna «evitar» a fin de apaciguar un determinado dosha agravado. Sin embargo, hay veces en que se necesita calmar un dosha procurando no agravar otro dosha. En esta situación más compleja deberás escoger alimentos de la columna «favorecer» para ambos doshas. Estas pautas también pueden usarse para escoger la alimentación adecuada a cada estación.

ALIMENTO	RASA	VIRYA	VIPAKA	EFECTO EN LOS DOSHAS	V	P	K
FRUTAS							
Aguacate	Astringente	Frío	Dulce	Oleoso, pesado, blando	V↓	P↓	K↑
Albaricoque	Dulce	Caliente	Dulce	Líquido, pesado, ácido	V↓	P↑	K↓
Arándanos	Astringente, ácido	Caliente	Picante	Ligero, seco, agudo	V↑	P↑	K↓
Bayas, ácidas	Ácido	Caliente	Picante	Agudo, ligero	V↓	P↑	K↓
Bayas, dulces	Dulce	Frío	Dulce	Untuoso, líquido	V↓	P↓	K↓
Caqui	Astringente, ácido	Caliente	Picante	Ligero, seco, agudo	V↑	P↑	K↓
Cerezas	Dulce, astringente, ácido	Caliente	Picante	Ligero, líquido	V↓	P↑	K↓
Ciruelas	Dulce, ácido, astringente	Caliente	Dulce	Pesado, acuoso	V↓	P↑	K↑
Ciruelas pasas, remojadas	Dulce	Frío	Dulce	Calmante, laxante	V↓	P↓	K↓
Coco	Dulce	Frío	Dulce	Oleoso, duro	V↓	P↓	K↑
Dátiles	Dulce	Frío	Dulce	Pesado, energético	V↓	P↓	K↑
Frambuesas	Dulce, ácido, astringente	Frío	Picante	Diurético	V↑	P↓↑	K↓↑
Fresas	Ácido, dulce, astringente	Frío	Picante	Laxante, diurético, alcalino	V↓	P↓↑	K↓↑
Granada	Dulce, ácido, astringente	Frío	Dulce	Suave, oleoso	V↑	P↓	K↓
Higos	Dulce	Frío	Dulce	Pesado, energético	V↓	P↓	K↑
Kiwi	Dulce, astringente	Caliente	Picante	Pesado, hidrofílico	V↓	P↑	K↑
Lima	Ácido	Frío	Dulce	Refrescante, digestivo	V↓	P↓↑	K↑
Limón	Ácido	Caliente	Ácido	Jugoso, digestivo	V↓	P↑	K↑
Mango, maduro	Dulce	Caliente	Dulce	Energético	V↓	P↓↑	K↓↑
Mango, verde	Ácido, astringente	Frío	Picante	Pesado, duro	V↓↑	P↑	K↓↑

FRUTAS					V	P	K
Manzana, madura	Astringente, dulce, ácido	Frío	Dulce	Áspero, ligero	V↑	P↓	K↓
Manzana, verde	Astringente, ácido	Frío	Picante	Áspero, ligero	V↑	P↑	K↓
Melocotón	Ácido, dulce, astringente	Caliente	Dulce	Pesado, líquido	V↓	P↑	K↓
Melón	Dulce	Frío	Dulce	Pesado, hidrofílico	V↓	P↓	K↑
Melón cantalupo	Dulce	Caliente	Dulce	Pesado, acuoso	V↓	P↓	K↑
Naranja	Dulce, ácido	Caliente	Picante	Pesado	V↓	P↓↑	K↓↑
Papaya	Dulce, ácido	Caliente	Dulce	Pesado, untuoso	V↓	P↑	K↓↑
Pera	Dulce, astringente	Frío	Picante	Seco, áspero, pesado	V↑	P↓	K↓
Piña	Dulce, ácido	Caliente	Dulce	Pesado, agudo	V↓	P↑	K↓↑
Plátano, maduro	Dulce	Caliente	Ácido	Suave, pesado	V↓	P↑	K↑
Plátano, verde	Astringerte	Frío	Picante	blando, ligero	V↑	P↓	K↓
Pomelo	Ácido	Caliente	Ácido	Acidificante, hidrofílico	V↓	P↑	K↑
Ruibarbo	Dulce	Caliente	Dulce	Laxante, pesado	V↓	P↑	K↑
Sandía	Dulce	Frío	Dulce	Pesado	V↑	P↓	K↑
Tamarindo	Ácido	Caliente	Ácido	Calorífico	V↓	P↑	K↑
Uvas pasas, no remojadas	Ácido	Frío	Dulce	Ligero	V↑	P↓	K↓
Uvas pasas, remojadas	Dulce, ác do	Frío	Dulce	Calmante, laxante	V↓	P↓	K↓
Uvas, rojas, moradas, negras	Dulce, ácido, astringente	Frío	Dulce	Suave, energético	V↓	P↓	K↓↑
Uvas, verdes	Ácido, dulce	Caliente	Dulce	Líquido, vigorizante	V↓	P↑	K↑

ALIMENTO	RASA	VIRYA	VIPAKA	EFECTO EN LOS DOSHAS		
VERDURAS						
Cilantro	Dulce, astringente	Frío	Dulce	Delicado	V↓	P↓	K↓
Aceitunas (negras)	Dulce	Caliente	Dulce	Pesado, untuoso	V↓	P↑	K↑
Alcachofa	Astringente, dulce	Caliente	Dulce	Diurética	V↑	P↓	K↓
Apio	Astringente	Frío	Picante	Seco, áspero, ligero	V↑	P↓	K↓
Berenjena	Astringente, amargo	Caliente	Picante	Difícil de digerir	V↑	P↑	K↓
Boniato	Dulce	Frío	Dulce	Blando, pesado	V↓	P↓	K↑
Brécol	Astringente	Frío	Picante	Seco, áspero	V↑	P↓	K↓
Calabacín	Astringente	Frío	Picante	Pesado, líquido	V↓	P↓	K↑
Calabaza, de invierno	Astringente, dulce	Caliente	Picante	Seco, agudo, pesado	V↑	P↓	K↓
Calabaza, de verano	Dulce, astringente	Frío	Picante	Líquido, pesado	V↓	P↓	K↑
Cebolla, cocinada	Dulce, picante	Caliente	Dulce	Digestivo, carminativo	V↓	P↑↓	K↓
Cebolla, cruda	Picante	Caliente	Picante	Pesado, apetitoso	V↑	P↑	K↓
Chirivía	Dulce, astringente	Frío	Dulce	Pesado, untuoso	V↓	P↓	K↑
Col crespa	Amargo, astringente	Frío	Dulce	Seco, áspero	V↑	P↓	K↓
Coles de Bruselas	Astringente	Caliente	Picante	Ligero, diurético	V↑	P↓	K↓
Coliflor	Astringente	Frío	Picante	Seco, áspero	V↑	P↓	K↓
Colinabo	Astringente, picante	Caliente	Picante	Agudo, diurético, ligero	V↑	P↓	K↓
Diente de león	Amargo	Caliente	Picante	Ligero, diurético	V↑	P↓	K↓
Espárragos	Dulce, astringente	Frío	Dulce	Calmante, tridóshico	V↓	P↓	K↓
Espinaca, cocinada	Astringente, ácido	Caliente	Dulce	Pesado, laxante	V↓	P↑	K↓
Espinaca, cruda	Astringente, picante	Frío	Picante	Seco, ligero, áspero	V↑	P↓	K↓
Germinados	Astringente	Frío	Picante	Ligero, jugoso	V↑	P↓	K↓
Guindilla	Picante	Caliente	Picante	Agudo, picante	V↓	P↑	K↓
Guisantes	Astringente	Frío	Picante	Duro, lento, pesado	V↑	P↓	K↓
Hinojo, fresco	Dulce, ácido	Frío	Dulce	Laxante, diurético	V↓	P↓	K↓
Hojas de mostaza	Picante	Caliente	Picante	Agudo, untuoso	V↓	P↑	K↓
Hojas de remolacha	Astringente, dulce	Frío	Picante	Ligero	V↑	P↓	K↓
Judías verdes	Dulce, astringente	Frío	Picante	Ligero	V↓	P↓	K↓
Lechuga	Astringente	Frío	Picante	Ligero, líquido, áspero	V↑	P↓	K↓
Maíz, fresco	Astringente, dulce	Caliente	Picante	Ligero, seco, áspero	V↑	P↑	K↓

VERDURAS

					V	P	K
Melón amargo		Frío	Picante	Diurético, regula el azúcar en sangre	V↑	P↓	K↓
Nabo	Picante, astringente	Caliente	Picante	Áspero, seco	V↑	P↑	K↓
Patata, blanca	Astringente	Frío	Dulce	Seco, ligero, áspero	V↑	P↓	K↓
Pepino	Dulce	Frío	Dulce	Blando, líquido	V↓	P↓	K↑
Pimiento	Dulce, astringente	Caliente	Dulce	Seco, ligero, estimulante	V↑	P↓	K↓
Puerros, cocinados	Picante, dulce	Caliente	Dulce	Estimulante	V↓	P↓	K↓
Quimbombó	Dulce, astringente	Frío	Dulce	Vaina: seco, áspero; semillas: viscoso (cocinadas)	V↓	P↓	K↓
Rábano	Picante	Caliente	Picante	Duro, líquido, áspero	V↑	P↑	K↓
Raíz de bardana	Astringente, amargo	Caliente	Picante	Ligero, agudo, diurético	V↑	P↑	K↓
Remolacha	Dulce	Frío	Picante	Pesado	V↓	P↑	K↓
Repollo	Astringente	Frío	Picante	Seco, áspero	V↑	P↓	K↓
Rutabaga	Astringente, dulce	Frío	Dulce	Pesado, untuoso	V↓	P↓	K↓
Setas	Astringente, dulce	Caliente	Picante	Seco, pesado, lento	V↑	P↓	K↓
Tomate	Ácido, dulce	Caliente	Picante	Solanácea, altera los doshas	V↑	P↑	K↑
Tupinambo	Astringente, amargo	Frío	Picante	Ligero, seco, áspero	V↑	P↓	K↓
Zanahoria cocinada	Dulce	Caliente	Picante	Ligero, blando	V↓	P↓↑	K↓
Zanahoria, cruda	Astringente	Caliente	Picante	Duro, áspero, pesado	V↑	P↑	K↓

EDULCORANTES

					V	P	K
Azúcar blanco	Dulce	Frío	Dulce	Pesado, oleoso, energético	V↑	P↓	K↑
Azúcar de dátil	Dulce	Frío	Dulce	Pesado, energético, oleoso	V↓	P↓	K↑
Azúcar Sucanat	Dulce	Frío	Dulce	Untuoso, pesado	V↓	P↓	K↑
Azúcar turbinado	Dulce	Frío	Dulce	Untuoso	V↓	P↓	K↑

ALIMENTO	RASA	VIRYA	VIPAKA	EFECTO EN LOS DOSHAS	V	P	K
EDULCORANTES							
Fructosa	Dulce	Frío	Dulce	Untuoso, líquido	V↓	P↓	K↑
Melaza	Dulce	Caliente	Dulce	Pesado, promueve el sangrado	V↓	P↑	K↑
Miel	Dulce	Caliente	Dulce	Caliente, raspa la grasa	V↓	P↑	K↓
Panela	Dulce	Caliente	Dulce	Vigorizante, pesado	V↓	P↑	K↑
Sirope de arce	Dulce	Frío	Dulce	Ligero, vigorizante	V↓	P↓	K↑
Sirope de arroz	Dulce	Frío	Dulce	Untuoso, líquido	V↓	P↓	K↑
Sirope de malta	Dulce	Frío	Dulce	Untuoso, líquido	V↓	P↓	K↑
CEREALES							
Amaranto	Dulce, astringente	Frío	Picante	Ligero	V↓	P↓	K↓
Arroz basmati	Dulce	Frío	Dulce	Ligero, blando, saludable	V↓	P↓	K↓
Arroz blanco	Dulce	Frío	Dulce	Retiene líquidos, blando	V↓	P↓	K↑
Arroz integral	Dulce	Caliente	Dulce	Pesado	V↓	P↑	K↑
Avena, cocinada	Dulce	Frío	Dulce	Pesado	V↓	P↓	K↑
Avena, seca	Dulce	Frío	Dulce	Seco, áspero	V↑	P↓	K↓
Cebada	Dulce	Frío	Dulce	Ligero, diurético	V↑	P↓	K↓
Centeno	Astringente	Caliente	Picante	Seco, ligero	V↑	P↑	K↓
Espelta	Picante, astringente	Caliente	Picante	Ligero, seco	V↑	P↓	K↓
Harina de trigo duro	Dulce, astringente	Frío	Dulce	Ligero	V↓	P↓	K↑
Maíz	Dulce	Caliente	Dulce	Seco, ligero	V↑	P↑	K↓
Mijo	Dulce	Caliente	Dulce	Seco, ligero	V↑	P↑	K↓
Pasta (trigo)	Astringente	Frío	Dulce	Pesado, blando	V↑	P↓	K↑
Quinoa	Dulce, astringente	Frío	Dulce	Estabilizador	V↓	P↓	K↑↓
Sagú	Astringente, dulce	Frío	Dulce	Secante, ligero	V↑	P↓	K↓
Salvado de avena	Astringente, dulce	Frío	Dulce	Áspero, seco, ligero	V↑	P↓	K↓
Seitán	Dulce	Caliente	Dulce	Calorífico, ligero	V↓	P↑	K↓
Tapioca	Astringente, dulce	Frío	Dulce	Secante, ligero	V↑	P↓	K↓
Tortas de arroz	Astringente, dulce	Frío	Dulce	Secante, ligero	V↑	P↓	K↓
Trigo	Dulce	Frío	Dulce	Pesado, untuoso, laxante	V↓	P↓	K↑
Trigo sarraceno	Astringente, dulce, picante	Caliente	Dulce	Pesado	V↑↓	P↑	K↓

LECUMBRES					V	P	K
Alubia blanca	Astringente	Frío	Picante	Difícil de digerir	V↑	P↓	K↓
Alubia carilla	Astringente	Frío	Picante	Duro, pesado	V↑	P↓	K↓
Alubia navy	Dulce, astringente	Caliente	Picante	Seco, áspero	V↑	P↓	K↓
Alubia pinta	Astringente	Frío	Picante	Difícil de digerir	V↑	P↓	K↓
Alubia roja	Astringente	Caliente	Picante	Duro, áspero, pesado	V↓	P↓	K↑
Garbanzo	Dulce	Frío	Picante	Seco, áspero, pesado	V↑	P↓	K↓
Haba de soja	Astringente, dulce	Frío	Picante	Untuoso, pesado	V↑	P↓	K↑
Harina y polvo de soja	Astringente, ácido	Frío	Picante		V↑	P↓	K↑
Judía azuki	Astringente	Frío	Picante	Duro, pesado	V↑	P↓	K↓
Judía mungo	Dulce, astringente	Frío	Dulce	Ligero, seco	V↓	P↓	K↓↑
Lenteja marrón	Astringente	Caliente	Picante	Áspero, pesado	V↑	P↓↑	K↓
Lenteja roja	Dulce, astringente	Frío	Dulce	Ligero, blando	V↑	P↓	K↓
Miso	Astringente, ácido	Caliente	Picante	Fermentado	V↓	P↑	K↓
Queso de soja	Astringente, ácido	Caliente	Picante	Pesado	V↓	P↑	K↑
Salchicha de soja	Astringente, ácido	Caliente	Picante		V↓	P↑	K↑
Salsa de soja	Astringente, ácido	Caliente	Picante	Fermentado	V↓	P↑	K↑
Tempeh	Astringente	Caliente	Picante	Ligero	V↑	P↓	K↓
Tofu	Dulce, astringente	Frío	Picante		V↑↓	P↓	K↓↑
Tur dal	Astringente	Caliente	Picante	Duro, pesado	V↓	P↑	K↓
Urad dal	Dulce	Caliente	Dulce	Pesado, blando, untuoso	V↓	P↑	K↑
LÁCTEOS							
Buttermilk	Dulce, ácido, astringente	Frío	Dulce	Pesado, untuoso, cohesivo	V↓	P↓↑	K↑
Crema agria	Ácido	Caliente	Picante	Pesado, untuoso	V↓	P↑	K↑
Ghee	Dulce	Frío	Dulce	Activa el agni, digestivo	V↓	P↓	K↓
Leche de cabra	Dulce	Frío	Picante	Ligero, vigorizante, genera mucosidad↑	V↓	P↑	K↓
Leche de vaca	Dulce	Frío	Dulce	Laxante, pesado, generador de mucosidad↑	V↓	P↓	K↑
Mantequilla	Ácido	Caliente	Picante	Ligero, solidifica las heces	V↓	P↓	K↑

ALIMENTO	RASA	VIRYA	VIPAKA	EFECTO EN LOS DOSHAS	V	P	K
LÁCTEOS							
Queso cottage	Ácido, salado	Caliente	Picante	Ligero, menos calorífico	V↓	P↓	K↓
Queso, blando	Ácido	Caliente	Ácido	Pesado, untuoso	V↓	P↓	K↑
Queso, duro	Ácido	Caliente	Ácido	Pesado, oleoso, congestivo	V↓	P↑	K↑
Yogur: fresco	Dulce, ácido	Frío	Dulce	Hidrofílico, genera mucosidad↑	V↓	P↓	K↑
Yogur: no fresco/industrial	Ácido	Caliente	Picante	Hidrofílico, genera mucosidad↑	V↓	P↑	K↑
HUEVOS, CARNE Y PESCADO							
Búfalo	Dulce	Frío	Dulce	Pesado, opaco	V↓	P↓	K↑
Cerdo	Dulce	Caliente	Dulce	Pesado, untuoso	V↓	P↓	K↑
Conejo	Dulce	Frío	Picante	Seco, áspero, astringente	V↑	P↓	K↓
Cordero y añojo	Dulce	Caliente	Dulce	Vigorizante, calorífico	V↑	P↑	K↑
Gambas	Dulce	Caliente	Picante	Ligero, untuoso	V↓	P↓↑	K↓↑
Huevos	Dulce	Caliente	Dulce	Untuoso, pesado	V↓	P↑	K↓
Huevos, clara	Dulce	Caliente	Dulce		V↓	P↓	K↓
Huevos, yema	Dulce	Caliente	Dulce	Colesterol↑	V↓	P↑	K↑
Pato	Dulce, picante	Caliente	Dulce	Caliente, pesado	V↓	P↑	K↑
Pavo, blanco	Dulce, astringente	Frío	Picante		V↑	P↓	K↓
Pavo, oscuro	Dulce, astringente	Frío	Picante		V↓	P↑	K↑
Pescado, agua dulce	Dulce, astringente	Caliente	Dulce	Ligero, untuoso, blando	V↓	P↑↓	K↑↓
Pescado, agua salada	Salado	Caliente	Dulce		V↓	P↑	K↑
Pescado, atún	Dulce, salado, astringente	Caliente	Picante	Calorífico	V↓	P↑	K↑
Pescado, salmón	Dulce	Caliente	Dulce	Untuoso, calorífico	V↓	P↑	K↓
Pollo, blanco	Astringente, dulce	Caliente	Dulce	Ligero, untuoso	V↑	P↓	K↓
Pollo, oscuro	Dulce	Caliente	Dulce	Pesado, caliente	V↓	P↑	K↑
Vaca	Dulce	Caliente	Dulce	Pesado, denso	V↓	P↑	K↑
Venado	Astringente	Frío	Picante	Ligero, seco, áspero	V↑	P↓	K↓

FRUTOS SECOS							
Almendra (remojada y pelada)	Dulce	Frío	Dulce	Oleoso, pesado, energético	V↓	P↓	K↑
Almendra (con piel)	Dulce	Caliente	Dulce	Oleoso, pesado, energético	V↓	P↑	K↑
Anacardos	Dulce	Caliente	Dulce	Oleoso, pesado, energético	V↓	P↑	K↑
Avellanas	Astringente, dulce	Caliente	Dulce	Energético	V↓	P↑	K↑
Cacahuetes	Dulce	Caliente	Dulce	Oleoso, pesado, vigorizante	V↓	P↑	K↑
Charoli	Dulce	Caliente	Dulce	Delicado, suave	V↓	P↓	K↑
Coco	Dulce	Frío	Dulce	Mucolítico	V↓	P↓	K↑
Nueces	Dulce	Caliente	Dulce	Oleoso, pesado, energético	V↓	P↑	K↑
Nueces de Brasil	Astringente, dulce	Caliente	Dulce	Untuoso	V↓	P↑	K↑
Nueces de macadamia	Astringente, dulce	Caliente	Dulce	Energético	V↓	P↑	K↑
Pacanas	Astringente, dulce	Caliente	Dulce	Oleoso, pesado	V↓	P↑	K↑
Piñones	Astringente, dulce	Caliente	Dulce	Muy vigorizante	V↓	P↑	K↑
Pistachos	Dulce	Caliente	Dulce	Oleoso, energético	V↓	P↑	K↑
SEMILLAS							
Calabaza	Dulce	Caliente	Picante	Oleoso, pesado, duro	V↓	P↑↓	K↓
Cártamo	Dulce, astringente	Frío	Dulce	Oleoso, ligero, blando	V↓	P↓	K↓
Girasol	Dulce, astringente	Frío	Dulce	Oleoso, ligero, blando	V↓	P↓	K↓
Palomitas de maíz	Astringente, dulce	Frío	Picante	Seco, ligero, áspero	V↑	P↓	K↓
Psyllium	Astringente	Frío	Picante	Seco, ligero, áspero	V↓	P↓	K↓
Sésamo	Dulce, amargo, astringente	Caliente	Picante	Oleoso, pesado, suave	V↓	P↑	K↑
ACEITES	Kapha debería usar una cantidad mínima de aceite						
Aguacate	Dulce	Frío	Dulce	Untuoso, dulce	V↓	P↓	K↑
Almendra	Dulce	Caliente	Dulce	Pesado	V↓	P↑	K↑
Cacahuete	Dulce	Caliente	Dulce	Vigorizante	V↓	P↑	K↑
Canola	Astringente	Frío	Picante	Seco, áspero, ligero	V↑	P↓	K↓

ALIMENTO	RASA	VIRYA	VIPAKA	EFECTO EN LOS DOSHAS	V	P	K
ACEITES	*Kapha debería usar una cantidad mínima de aceite*						
Cártamo	Dulce, astringente	Caliente	Picante	Ligero, agudo, oleoso	V↓	P↑	K↑
Coco	Dulce	Frío	Dulce	Untuoso, pesado	V↓	P↓	K↑
Ghee	Dulce	Frío	Dulce	Pesado, activa el agni	V↓	P↓	K↓↑
Girasol	Dulce, astringente	Frío	Dulce	Calmante, lubricante	V↓	P↓	K↑
Maíz	Dulce, astringente	Caliente	Picante	Seco, áspero, calorífico	V↑	P↑	K↓
Mostaza	Picante	Caliente	Picante	Agudo, de olor fuerte	V↓	P↑	K↓
Oliva	Dulce	Frío	Dulce	Pesado, genera celulitis	V↓	P↓	K↑
Ricino	Dulce, amargo	Caliente	Dulce	Pesado, refresca el exterior, calienta el interior	V↓	P↑	K↑
Sésamo	Dulce, amargo	Caliente	Dulce	Vigoriza, lubrica	V↓	P↑	K↑
Soja	Astringente	Frío	Picante	Seco, áspero, pesado	V↑	P↓	K↑
ESPECIAS							
Agua de rosas	Dulce, ácido	Frío	Picante		V↓	P↓	K↓
Ajedrea	Ácido, picante	Caliente	Picante	Activa el agni	V↓	P↓↑	K↑
Ajo	Todos los sabores excepto salado	Caliente	Picante	Oleoso, pesado	V↓	P↑	K↓
Ajowan	Picante	Caliente	Picante	Agudo, ligero, digestivo	V↓	P↑	K↓
Albahaca	Dulce, picante, astringente	Caliente	Picante	Sudorífico	V↓	P↑	K↓
Alcaravea	Dulce, astringente	Frío	Picante	Estimula el agni	V↓	P↑	K↓
Altholva	Picante, amargo	Caliente	Picante	Activa el agni	V↓	P↑	K↓
Anís	Picante	Caliente	Picante	Ligero, depurativo	V↓	P↑	K↓
Asafétida	Picante	Caliente	Picante	Seco, agudo, digestivo	V↓	P↑	K↓
Azafrán	Dulce, astringente, amargo	Caliente	Dulce	Seco, ligero, afrodisíaco	V↓	P↓	K↓
Canela	Dulce, picante	Caliente	Picante	Seco, ligero, oleoso	V↓	P↓↑	K↓
Cardamomo	Dulce, astringente	Caliente	Dulce	Ligero, digestivo, digestivo	V↓	P↓↑	K↓

ESPECIAS

					V	P	K
Chocolate	Dulce, amargo	Caliente	Dulce	Hiperactivo, ácido, congestivo	V↑	P↑	K↑
Cilantro	Dulce, astringente	Frío	Dulce	Ligero, oleoso, suave	V↓	P↓	K↓
Clavo	Picante	Caliente	Dulce	Ligero, oleoso	V↓	P↑	K↓
Comino	Picante, amargo	Frío	Picante	Digestivo	V↓	P↓	K↓
Cúrcuma	Amargo, picante, astringente	Caliente	Picante	Seco, ligero, digestivo	V↓	P↓	K↓
Eneldo	Amargo, astringente	Caliente	Picante	Ligero, antiespasmódico	V↓	P↓↑	K↓
Estragón	Dulce	Frío	Dulce		V↓	P↓	K↑
Hinojo	Dulce, astringente	Frío	Dulce	Delicado, laxante	V↓	P↓	K↓
Hoja de laurel	Dulce, picante, astringente	Caliente	Picante	Sudorífico	V↓	P↑	K↓
Hoja de neem	Amargo	Frío	Picante	Estimula ligeramente vata	V↑↓ P↓		K↓
Jengibre, fresco	Picante	Caliente	Dulce	Ligero, jugoso, digestivo	V↓	P↑↓	K↓
Jengibre, seco	Picante	Caliente	Picante	Ligero, digestivo	V↓	P↑	K↓
Macis	Picante, astringente, ácido	Caliente	Picante	Activa el agni	V↓	P↑	K↓
Mejorana	Picante, astringente	Caliente	Picante	Activa el agni	V↓	P↑	K↓
Menta	Dulce	Frío	Picante	Calma pitta	V↓	P↓	K↓
Mostaza	Picante	Caliente	Picante	Agudo, oleoso, ligero	V↓	P↑	K↓
Nuez moscada	Dulce, astringente, picante	Caliente	Picante	Estimula la digestión	V↓	P↑	K↓
Orégano	Astringente, picante	Caliente	Picante	Digestivo	V↓	P↑	K↓
Perejil	Astringente, picante	Caliente	Picante	Podría estimular pitta	V↓	P↓↑	K↓

ALIMENTO	RASA	VIRYA	VIPAKA	EFECTO EN LOS DOSHAS			
ESPECIAS	*Kapha debería usar una cantidad mínima de aceite*						
Pimentón	Picante	Caliente	Picante	Estimula el agni	V↓	P↑	K↓
Pimienta de Cayena	Picante	Caliente	Picante	Caliente, seco	V↓	P↑	K↓
Pimienta de Jamaica	Picante	Caliente	Picante	Agni ↑, licua kapha	V↓	P↑	K↓
Pimienta negra	Picante	Caliente	Picante	Seco, agudo, digestivo	V↓	P↑	K↓
Rábano picante	Picante, astringente	Caliente	Picante	Activa el agni	V↓	P↑	K↓
Romero	Astringente, dulce	Caliente	Picante		V↓	P↑	K↓
Sal de roca	Salado	Caliente	Dulce		V↓	P↑	K↑
Sal marina	Salado	Caliente	Picante	Pesado, hidrofílico	V↓	P↑	K↑
Semillas de amapola	Astringente, dulce	Caliente	Picante	Solidifica las heces, favorece el sueño	V↓	P↑	K↓
Vainilla	Dulce, astringente	Frío	Picante		V↓	P↓	K↓

GLOSARIO

Agni El fuego biológico de la digestión y el metabolismo que aporta energía y permite el funcionamiento del cuerpo.

Ajowan Semillas de alcaravea silvestre (*Carum copticum*) procedentes de la India usadas con fines culinarios y medicinales. Resultan especialmente beneficiosas como un potente digestivo.

Alholva Semilla pequeña (*Trigonella foenum-graecum*) originaria de la India que es en realidad una legumbre. Se emplea principalmente tostada en curris, dals y encurtidos.

Ama Término general que designa las toxinas producidas por un metabolismo deficiente. La mala combinación de los alimentos es uno de los factores que lo producen.

Apana Una de los cinco subtipos de vata; es responsable de la espiración y la excreción, y tiene un movimiento descendente en el organismo.

Arroz basmati Arroz aromático de grano largo cultivado en los valles del Himalaya. Resulta sumamente nutritivo y digestivo.

Asafétida Especia obtenida de la resina secada al sol de una gran planta india (*Ferula assafoetida*) de la familia del hinojo. Posee un sabor intenso y constituye un excelente digestivo; en especial, contribuye a reducir los gases generados por las legumbres. Debe adquirirse el tipo mezclado que se comercializa en lata, ya que la especia pura resulta demasiado fuerte para cocinar.

Azafrán Especia de color dorado procedente del estigma de una especie concreta (*Crocus sativus*) del género Crocus. El azafrán de mejor calidad se cultiva en España y Cachemira, y debe recogerse a mano. Es sumamente valorado por su sabor y color únicos.

Azúcar Sucanat Azúcar granulado natural que se obtiene a partir del jugo puro de caña de azúcar.

Azúcar turbinado Azúcar granulado que se obtiene a partir de caña de azúcar pura.

Cardamomo Especia acre (*Eletteria cardamomum*) procedente de una planta tropical. Las semillas negras del interior de las vainas suelen molerse para aromatizar diversos postres.

Chai Término general para el té que suele referirse a un té negro especiado elaborado con leche y azúcar.

Charoli Semilla pequeña (*Buchanania lanzan*) similar a un fruto seco originaria de la India con un sabor parecido al de las almendras. Suele usarse tostada para la elaboración de postres.

Chutney Condimento que se prepara con ingredientes frescos, como el cilantro, o el mango verde o maduro. Algunos se sirven crudos y otros cocinados.

Combinación de los alimentos Expresión que alude a las diferentes combinaciones de alimentos catalogadas como «buenas» o «malas» y el modo en que el organismo las asimila.

Daikon Rábano blanco, grande y largo (*Raphanus sativus*) que suele emplearse en la cocina ayurvédica.

Dal Cuaquier tipo de legumbre seca, la mayor parte descascarilladas y partidas para disminuir el tiempo de cocción y favorecer la digestibilidad. En ocasiones se utiliza aceite como conservador.

Dosha Término que significa fallo o imperfección en sentido literal. Alude a los tres principios o fuerzas —vata, pitta y kapha— que mantienen la integridad del cuerpo humano.

Ghee Mantequilla clarificada obtenida al derretir mantequilla sin sal y extraer los sólidos lácteos.

Harina de garbanzo Harina fina de color amarillo que se obtiene a partir de chana dal tostado, un tipo de garbanzo pelado y partido.

Hojas de cilantro Hojas de la planta *Coriandrum sativum* usada ampliamente en la cocina india, apreciada por su sabor refrescante y enérgico. Constituye el equilibrio perfecto para los platos picantes.

Hojas de curry Hojas pequeñas y aromáticas del árbol tropical *Murraya koenigii*, originario de la India. Son ampliamente utilizadas en la cocina india y constituyen un ingrediente importante del curry en polvo. Lo mejor es usarlas frescas.

Kapha Uno de los tres principios o tridosha del organismo. Está compuesto por los elementos agua y tierra.

Khir Término general que describe cualquier pudin dulce elaborado con leche.

Kitchari Plato que consiste en una mezcla de arroz con dal y especias, fácil de digerir y rico en proteínas. Suele usarse como alimento principal en las monodietas.

Kledak kapha Uno de los cinco subtipos de kapha en el organismo. Se localiza en el estómago y se encarga de descomponer y licuar los alimentos.

Kokam Una fruta pequeña y ácida (*Garcinia indica*) procedente de la India que suele comercializarse desecada.

Lassi Bebida refrescante preparada a partir de yogur, agua y especias que suele servirse al final de la comida como digestivo. Puede ser dulce o salado.

Masala Término que significa especia y que suele referirse a una mezcla de especias empleada para aromatizar los platos. El garam masala procede de la región de Panyab en la India.

Melón amargo Verdura originaria de la India (*Momordica charantia*) de una característica piel arrugada de color verde claro que tiene multitud de usos médicos.

Mung dal Judía mungo (*Vigna radiata*) que ha sido descascarillada y partida. Suele presentar una tonalidad amarilla y resulta fácil de digerir.

Murmura Arroz basmati inflado que suele usarse como base de diversos tentempiés.

Ojas Esencia superfina del organismo que genera el aura, proporciona inmunidad frente a las enfermedades y mueve la energía de la mente hacia el cuerpo. Proporciona brillo, especialmente en los ojos.

Panchak pitta Uno de los cinco subtipos de pitta. El jugo digestivo situado entre el estómago y el duodeno.

Panchakarma Los cinco métodos de purificación que se emplean para liberar al cuerpo de un exceso de doshas.

Panela Azúcar integral obtenido a partir del jugo resultante de machacar los tallos de caña de azúcar.

Pickle masala Mezcla de especias específica para la preparación de encurtidos.

Pimienta larga (pippali) Esta especia (*Piper longum*) es un pariente cercano de la pimienta negra que posee multitud de propiedades medicinales, especialmente para la digestión y la respiración.

Pitta Uno de los tres humores corporales o doshas, a veces denominado el principio bilioso.

Poha Arroz basmati prensado que puede ser grueso y servirse con la comida o fino y usarse como tentempié. No requiere una cocción prolongada.

Prabhav El efecto inesperado e inexplicable de una sustancia, como en el caso de la miel (dulce) que es de energía caliente en lugar de fría.

Prakruti La naturaleza inherente de una persona. La constitución fija —la proporción de los tres doshas— establecida en la concepción.

Prana La fuerza o energía vital que activa el cuerpo y la mente. Es un concepto equivalente al *chi* chino.

Raíz de cúrcuma Rizoma de la *Curcuma longa*, una planta perenne nativa del sur de la India y Asia. Si bien puede ser rojo o amarillo, solo este último es comestible. Puede usarse fresco o seco y constituye un ingrediente esencial de la mayor parte de las recetas ayurvédicas.

Rasa La primera experiencia de un alimento en la boca. El sabor de los alimentos. Existen seis sabores: dulce, ácido, salado, amargo, picante y astringente.

Samana Uno de los subtipos de vata situado en el estómago y el duodeno. Constituye un factor importante en la digestión de los alimentos.

Semilla de comino negro Semilla (*Bunium bulbocastanum*) procedente de un pariente silvestre del comino que prolifera en el norte de la India. Suele denominarse erróneamente semilla de cebolla negra.

Solanáceas Nombre común de una gran familia de plantas, entre las que se incluyen los tomates, las patatas, el tabaco, la petunia y la belladona, que poseen potentes propiedades medicinales.

Tridosha Los tres humores o principios de vata, pitta y kapha en el organismo.

Tur dal Legumbre partida procedente de la planta *Cajanus cajan*, conocida entre otros nombres como guandú.

Tulsi La planta de albahaca sagrada de la India, considerada la planta sagrada de Krisna. Se afirma que abre el corazón y la mente, ofreciendo la energía del amor y la devoción.

Urad dal Legumbre seca (*Vigna mungo*), pariente cercano de la judía mungo, de color crema por dentro y piel negra. Es rica en proteínas.

Vata Uno de los tres humores corporales o doshas al que suele aludirse como el principio del aire y el espacio.

Vikruti El estado o grado de bienestar actual del organismo, en contraposición con el prakruti.

Vipaka El efecto posdigestivo de un alimento después de haber experimentado la transformación de la digestión. Existen tres tipos: dulce, ácido y picante.

Virya La segunda experiencia de sabor que se produce cuando el bolo alimenticio alcanza el estómago y crea una sensación de frío o calor.

BIBLIOGRAFÍA PARA AMPLIAR INFORMACIÓN SOBRE EL AYURVEDA

Chopra, Deepak, *La curación cuántica: las fronteras de la medicina mente-cuerpo*, Madrid, Gaia, 2014.

Frawley, David, *Ayurvedic Healing: A Comprehensive Guide*, Twin Lakes, Lotus Press, 2000.

Lad, Vasant, *Ayurveda: ciencia de curarse uno mismo*, Ciudad de México, Pax México, 2013.

Lad Vasant y David Frawley, *The Yoga of Herbs: An Ayurvedic Guide to Herbal Medicine*, Twin Lakes, Lotus Press, 1986.

Morningstar, Amadea y Urmila Desai, *The Ayurvedic Cookbook*, Twin Lakes, Lotus, 1990.

Sharma, Priyavrat, *Caraka-Samhita*, Vol. 1-3 y comentarios críticos, Varanasi, Chaukhambha Orientalia, 1983.

Svoboda, Robert E., *Prakruti: Your Ayurvedic Constitution*, segunda edición, Bellingham, Sadhana Publications, 1998.

Svoboda, Robert E., *Ayurveda: Life, Health and Longevity*, Albuquerque, The Ayurvedic Press, 2004.

Svoboda, Robert E., *The Hidden Secret of Ayurveda*, segunda edición, Albuquerque, The Ayurvedic Press, 1994.

Tierra, Michael, *Planetary Herbology*, Twin Lakes, Lotus, 1988.

ÍNDICE DE RECETAS

ACERCA DE THE AYURVEDIC INSTITUTE

The Ayurvedic Institute se creó con el objetivo de difundir el conocimiento tradicional del Ayurveda. El centro también ofrece programas de otras disciplinas relacionadas, como sánscrito, yoga y jyotisha (astrología védica).

Los programas ayurvédicos reflejan el estilo de sentarse con un maestro tradicional indio. El modelo educacional védico difiere bastante de la experiencia occidental con la que estamos familiarizados la mayoría de nosotros. La transmisión de estas enseñanzas mantiene intactos sus componentes físico, mental y espiritual, y va acompañada de ejemplos prácticos, relatos y ceremonias.

El médico ayurvédico Vasant Lad fundó The Ayurvedic Institute en 1984 y es su profesor principal. Se licenció en medicina y cirugía ayurvédica en la Universidad de Puna, la India, en 1968, y obtuvo un máster en ciencia ayurvédica en el Tilak Ayurved Mahavidyalaya de Puna en 1980.

El departamento educativo organiza programas residenciales de nueve meses de estudios ayurvédicos, niveles I y II, así como estudios avanzados en la India. Nuestro programa online está basado en el currículo del primer trimestre de ASP nivel 1. Además, ofrecemos cursos certificados de AyurYoga® de 200 y 500 horas reconocidos por la Yoga Alliance. También está disponible el curso por correspondencia «Lessons & Lectures on Ayurveda» impartido por Robert E. Svoboda, B.A.M.S., así como diversos seminarios intensivos y de fin de semana con Vasant Lad y otros profesores.

El departamento de hierbas medicinales ofrece hierbas tanto ayurvédicas como occidentales, audios y cintas de vídeo de nuestros programas, libros, inciensos y diversos artículos.

El departamento de panchakarma trabaja con técnicas tradicionales ayurvédicas de purificación y rejuvenecimiento que incluyen aceite de masaje, tratamiento de vapor con hierbas medicinales, shirodhara, dieta depurativa, terapia herbal y otros tratamientos.

El departamento editorial —The Ayurvedic Press— publica principalmente los nuevos libros y artículos de Vasant Lad, así como otras obras ayurvédicas y védicas tradicionales.

La pertenencia a The Ayurvedic Institute apoya la consecución de los objetivos del Instituto. Los socios reciben la revista cuatrimestral *Ayurveda Today*, así como un 10% de descuento en los productos y seminarios.

Para más información contacta con:

The Ayurvedic Institute
11311 Menauld Blvd. NE
Albuquerque, Nuevo México 87192-1445
Teléfono (505) 291-9698
Fax 505 294 7572
www.ayurveda.com

LISTADO DE SINÓNIMOS

Achicoria (radicheta, escarola)

Aguacate (avocado, palta, cura, abacate, cupandra)

Aguaturma (pataca, tupinambo, alcachofa de Jerusalén, castaña de tierra, batata de caña)

Albaricoque (damasco, chabacano, arlbérchigo, alberge)

Alforfón (trigo sarraceno)

Alubias (judías, frijoles, mongetes, porotos, habichuelas)

Apio nabo (apionabo, apio rábano)

Arándanos rojos (cranberries)

Azúcar glas (azúcar glacé)

Azúcar mascabado (azúcar mascabada, azúcar moscabada, azúcar de caña)

Beicon (bacón, panceta ahumada)

Batata (camote, boniato, papa dulce, chaco)

Bayas asai (fruto palma murraco o naidi)

Bok choy (col china, repollo chino, pak choy)

Brócoli (brécol, bróculi)

Calabacín (zucchini)

Calabaza (zapallo, ayote, auyamas, bonetera)

Caqui (kaki)

Carambola (tamarindo, fruta estrella, cinco dedos, vinagrillo, pepino de la India, lima de Cayena, camboleiro, estrella china)

Cebolleta (cebolla verde, cebolla de invierno, cebolla de verdeo, cebolla inglesa)

Chirivía (pastinaca, zanahoria blanca)

Cilantro (culantro, coriandro, alcapate, recao, cimarrón)

Col (repollo)

Colinabo (rutabaga, nabo de Suecia)

Desnatado (descremado)

Diente de león (achicoria amarga, amargón, radicha, panadero, botón de oro)

Echinacea (equinácea)

Frambuesa (sangüesa, altimora, chardonera, mora terrera, uva de oso, zarza sin espinas, fragaria, churdón)

Fresa (frutilla)

Gambas (camarones)

Guindilla (chile)

Guisante (arveja, chícharo, arbeyu)

Hierba de trigo (wheat grass)

Hierbabuena (batán, hortelana, mastranzo, menta verde, salvia, yerbabuena)

Jicama (nabo)

Judía verde (ejote, chaucha, vainita, frijolito, poroto verde)

Judías (frijoles, alubias, porotos, balas, caraotas, frejoles, habichuelas)

Linaza (semillas de lino)

Lombarda (col morada, col lombarda, repollo morado)

Mandarina (tangerina, clementina)

Mandioca (yuca, casava, tapioca)

Mango (melocotón de los trópicos)

Mantequilla (manteca)

Melocotón (durazno)

Menta (mastranto)

Mostaza parda (mostaza oriental, china o de India)

Nabo (rábano blanco)

Nectarina (briñón, griñón, albérchigo, paraguaya, berisco, pelón)

Nueces pecanas (nueces pacanas, nueces de pecán)

Papaya (fruta bomba, abahai, mamón, lechosa, melón papaya)

Patata (papa)

Pepino (cogombro, cohombro, pepinillo)

Pimentón (páprika, paprika, pimentón español)

Pimienta de cayena (chile o ají en polvo, merkén, cayena)

Pimiento (chile o ají)

Piña (ananá, ananás)

Pipas (semillas o pepitas de girasol)

Plátano (banana, cambur, topocho, guineo)

Plátano macho (plátano verde, plátano para cocer, plátano de guisar, plátano hartón)

Pomelo (toronja)

Quinoa (quínoa, quinua, quiuna, juba, jiura)

Requesón (queso blando)

Remolacha (betabel, beterrada, betarraga, acelga blanca, beteraba)

Rúcula (rúgula)

Salsa de soja (salsa de soya, shoyu)

Sandía (melón de agua, patilla, aguamelón)

Sésamo (ajonjolí, ejonjilí, ajonjolín, jonjolé)

Sirope (jarabe)

Tabasco (salsa picante)

Tomate (jitomate, jitomatera, tomatera)

Yaca (panapén, jack)

Zumo (jugo)

Gaia ediciones

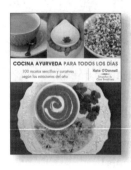

COCINA AYURVEDA PARA TODOS LOS DÍAS

100 recetas sencillas y curativas según las estaciones del año

KATE O'DONNELL

Cocina ayurveda para todos los días invita a explorar este sistema de alimentación que cambia según las estaciones y que ha perdurado a lo largo de los siglos generando salud y vitalidad.

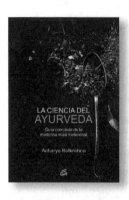

LA CIENCIA DEL AYURVEDA

Guía completa de la medicina india tradicional

ACHARYA BALKRISHNA

La ciencia del Ayurveda describe los fundamentos de esta ancestral medicina india en un lenguaje accesible tanto para quienes buscan introducirse en esta disciplina como para aquellos que desean profundizar en sus enseñanzas.

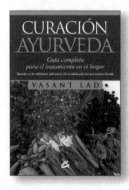

CURACIÓN AYURVEDA

Guía completa para el tratamiento en el hogar

VASANT LAD

Curación ayurveda nos permite experimentar los beneficios de las propiedades curativas del ayurveda, perfeccionadas a lo largo de miles de años. Todas las hierbas, alimentos y aceites que recomienda el doctor Lad pueden encontrarse en herbolarios locales o adquirirse por correo.